RECHERCHES

ET

OBSERVATIONS

SUR LA GALE.

IMPRIMERIE DE A. BÉLIN.

RECHERCHES

ET

OBSERVATIONS

SUR LA GALE,

FAITES A L'HÔPITAL SAINT-LOUIS,

A LA CLINIQUE DE M. LUGOL,

Pendant les années 1819, 1820, 1821;

ET RECUEILLIES

Par I. F. J. MOURONVAL,

DOCTEUR EN MÉDECINE DE LA FACULTÉ DE PARIS.

Avec neuf figures lithographiées, représentant les appareils des bains de fumigations et de vapeurs de l'hôpital Saint-Louis.

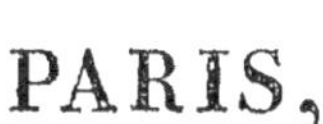

Ars tota in observationibus.

PARIS,

CHEZ CROULLEBOIS, LIBRAIRE,

Rue des Mathurins-Saint-Jacques, n°. 17.

1821.

PRÉAMBULE.

—

Quoique la gale soit très-commune, et par conséquent fort intéressante à connaître, nous n'avons cependant pas de traité *ex professo* sur cette maladie.

Cette lacune dans une partie aussi importante de la pathologie, ne peut être attribuée au dégoût que la gale paraît inspirer à quelques personnes, car ce motif de dégoût, quelque réel qu'il puisse être, ne saurait exister pour le médecin vraiment observateur.

Ayant eu le bonheur de fréquenter l'hôpital Saint - Louis, sous les auspices de M. Lugol, dont on connaît tout le zèle pour l'instruction des élèves, j'ai profité des ressources immenses que m'offrait la clinique de cet excellent maître, pour faire des recherches, et recueillir, sous ses yeux, des observations sur la gale.

C'est auprès de lui; c'est par ses conseils, et surtout par son exemple, que j'ai été soutenu dans les recherches pénibles auxquelles je me suis livré.

Les grands exemples ne pouvaient d'ailleurs me manquer dans un hôpital que deux professeurs célèbres ont enrichi des plus glorieux souvenirs, dont M. Lugol faisait souvent le sujet de nos entretiens, comme pour satisfaire ses affections personnelles, et développer en nous le noble sentiment de l'émulation.

Plusieurs expériences, et un grand nombre de faits recueillis avec la plus scrupuleuse exactitude, forment la base de cet ouvrage. Nous avons pris notre sujet par le commencement, c'est-à-dire par l'observation de beaucoup de galeux, dont nous avons recueilli les histoires particulières. La description générale, les raisonnemens de toute sorte, ne sont venus qu'après les faits, et n'ont eu d'autre sujet que les faits écrits. Très-souvent, nous avons même limité, pour ainsi dire, la portée de nos observations, et jamais nous ne les avons

modifiées à raison de quelque idée pré-
conçue (1).

C'est, sans doute, à la sagesse de ces
principes et aux ressources que nous offrait
notre position, que nous devons de pu-
blier des choses neuves et d'un grand intérêt ; et d'avoir déplacé beaucoup d'erreurs qui sont généralement accréditées en
médecine.

Telle est, entre autres, celle de l'existence du ciron de la gale, dont on parle
depuis cent cinquante ans, sans l'avoir jamais vu, et duquel on a fait des peintures
imaginaires, copiées les unes sur les autres,
et jamais sur l'original, puisqu'il n'existe
pas.

Ce fait ne peut plus éprouver désormais
de contestation. Il a été discuté et soutenu
publiquement à la Faculté de médecine de

______

(1) Discours sur le système naturel des idées, appliqué
à l'enseignement de la Médecine ; prononcé le 16 novembre 1814, à l'ouverture d'un cours de médecine, par
M. Lugol ; dédié à notre célèbre Pinel.

Paris (1); et aucun de mes illustres juges n'a déclaré avoir vu le ciron de la gale, et pouvoir ainsi en soutenir l'existence (2).

Les expériences faites à l'hôpital Saint-Louis, par M. Lugol, prouvent également que la cause naturelle de la gale n'est point un virus particulier. L'existence de ce virus compte aujourd'hui beaucoup moins de partisans que la première hypothèse dont nous venons de parler; mais, comme cette dernière, elle ne peut plus en avoir parmi les hommes qui cherchent franchement la vérité, et qui admettront les conséquences directes des expériences dont je rendrai compte dans cet ouvrage.

Bien que relativement à la cause naturelle de la gale, les résultats de nos expériences soient négatifs, on aurait tort, néan-

___

(1) Recherches sur les causes de la gale, faites à l'hôpital Saint-Louis, pendant les années 1819, 1820 et 1821. Thèse présentée et soutenue à la Faculté de Médecine de Paris, le 1 août 1821. Par I. F. J. Mouronval.

(2) Les président et professeurs examinateurs de ma thèse, étaient MM. Boyer, Lallement, Béclard, Marjolin, Fouquier et Roux.

moins, d'en nier l'utilité. N'est-ce rien, en effet, que de frapper du sceau de l'erreur ce que tout le monde regardait comme une vérité? N'est-ce pas un progrès réel que d'avoir démontré notre ignorance sur ce point, et d'avoir ainsi remis les observateurs dans un nouveau chemin qui puisse les conduire à des vérités nouvelles?

Il serait même à désirer que notre exemple eût des imitateurs : que d'assertions générales qui perdraient leur crédit si l'on voulait remonter à leur origine !

Si nos études étaient dirigées comme elles devraient l'être, selon la méthode des découvertes, les maîtres auraient plus de mesure dans leurs discours; ils seraient quelquefois un peu moins sûrs d'eux-mêmes, et par là moins brillans, mais l'instruction en serait plus solide, et les élèves apprendraient à juger par eux-mêmes; ils ne seraient pas obligés, comme il ne leur arrive que trop souvent, de s'en rapporter à la parole du maître, et de se contenter de quelques préceptes généraux dont ils ne peuvent faire aucune application par l'ignorance où on les tient des faits dont dérive la partie dogmatique de la science.

Quel parti peut prendre un jeune médecin, imbu seulement de quelques assertions générales, lorsqu'il est ensuite appelé pour un fait dont il ne connaît point l'analogue?

L'enseignement de la médecine ne sera raisonnable, ne sera rigoureusement logique, que lorsqu'on montrera les matériaux des idées générales; que lorsqu'on montrera toute la science aux élèves, de manière qu'ils puissent rapprocher les faits des conséquences, et remonter des conséquences aux faits.

Je n'ignore point que cette méthode d'enseignement sera regardée comme la plus longue, et même comme trop longue, et que les hommes courent aux idées générales croyant aller au plus court.....

Aussi qu'en résulte-t-il? Une instruction confuse, vacillante, à la merci de toutes les fluctuations d'opinion, et que nous échangeons avec la même facilité que nous l'avons reçue. C'est cette instruction fausse

qui mène à la routine, qui prépare le succès des novateurs, de ces hommes, de malheureuse mémoire, qui, tous, ont ce caractère commun, de donner la science en
abrégé, de communiquer même la science
infuse, et de devenir ainsi l'idole de toutes
les médiocrités.

Mais revenons : plus il fallait de doute
philosophique pour douter de l'existence
du ciron de la gale ; plus nous avons à
nous féliciter d'avoir mis en usage ce grand
levier de l'esprit humain, beaucoup trop
négligé de nos jours, où les considérations
générales ont acquis un haut degré de faveur, dont il sera d'autant plus difficile de
les déposséder qu'elles flattent singulière-
ment l'amour-propre de la multitude, et
la paresse naturelle de notre esprit.

Nous avons traité de la maladie elle-
même, selon la marche que nous avions
suivie dans la recherche des causes : même
réserve pour généraliser sur les caractères
spécifiques et les variétés ; la marche et la
durée ; les terminaisons et les complications ; le diagnostic et le pronostic de la

gale : sur chacun de ces points nous n'avons fait qu'extraire des cas particuliers, les matériaux de la description générale de la maladie.

Quant à la partie thérapeutique, nous avons d'abord répété l'emploi de la plupart des moyens qui ont été, ou qui sont le plus généralement usités contre la gale.

En multipliant ces sortes d'essais, comme il les a multipliés, M. Lugol cherchait, non pas le remède, mais la méthode de traitement la plus sûre, la plus prompte ; une méthode surtout exempte de danger, ou même d'inconvéniens. Les recherches de cet observateur infatigable, auxquelles je puis m'honorer d'avoir contribué, en me chargeant d'un ordre de détails que ses travaux ne lui permettaient pas de recueillir ; ses recherches, dis-je, ont eu des produits qui nous paraissent devoir fixer désormais la méthode de traiter la gale, aussi bien dans les hôpitaux militaires de terre et de mer, que dans les hôpitaux civils.

On sait que la graisse avait été jusqu'à ce jour le véhicule de la plupart des remèdes usités contre la gale; qu'il en résultait un état de malpropreté que l'on avait encore inutilement cherché à éviter.

La nouvelle méthode de traitement mise en usage à l'hôpital Saint-Louis, par M. Lugol, offre ce dernier avantage, et beaucoup d'autres encore. Déjà on jouit dans cet hôpital de tous les bienfaits de cette méthode; les salles de galeux y ont changé d'aspect; on n'y voit plus cette malpropreté repoussante qui n'avait pas seulement l'inconvénient de pourrir le linge et d'être un objet de dégoût pour les malades et les assistans; mais encore celui de produire des accidens concomitans qui prolongeaient plus ou moins la durée du traitement.

On verra d'ailleurs dans cet ouvrage que cette méthode doit subir certaines modifications, plus ou moins essentielles, selon les variétés, les complications et quelques autres circonstances de la maladie; qu'avec ces modifications, elle est applicable à tous les cas possibles.

Peut-être même que cette méthode de traitement, mise en usage pendant un certain nombre d'années , pourrait atteindre la gale dans son principe, et la rendre beaucoup plus rare par la suite.

C'est ainsi que beaucoup d'autres maladies cutanées , très-communes chez les anciens, ne sont plus observées de nos jours, ou ne le sont qu'avec des altérations qui les rendent très-différentes de ce qu'elles ont été dans des temps plus reculés.

RECHERCHES

ET OBSERVATIONS

SUR LA GALE,

Faites à l'Hôpital Saint-Louis, pendant les années 1819, 1820, 1821, à la clinique de M. Lugol.

————

Sᴀᴜᴠᴀɢᴇs, Vogel, Sagar, l'appellent *scabies*, de *scabere*, frotter; Linnæus, Cullen, Franck, la désignent sous le nom de *psora*, de ψω, je frotte; les anciens l'ont aussi appelée *rogne*, de *rogna*, terme populaire dont se servent les Italiens pour désigner la gale. En France, on l'a encore nommée *gratelle, porcelaine;* mais le mot *gale* est depuis long-temps le nom généralement usité.

Quelques auteurs pensent que la dénomination de gale vient de *callus*, à cause de la dureté que la peau contracte quand elle est couverte de pustules ou boutons; d'autres qu'elle est tirée de *galla*, mot latin, qui désigne diverses productions animo-végétales, qui croissent sur les plantes et les arbres, le chêne principalement, soit parce que ces productions dépendent de la piqûre d'un insecte, que les médecins anciens présumaient déjà être la cause de la gale humaine, soit à cause de la ressemblance plus ou moins grande qui existe entre l'affection cutanée et ces excroissances animo-végétales.

Les anciens ne connaissaient pour ainsi dire point la gale, ou du moins ils n'avaient sur cette maladie que des notions très-vagues ; aussi ont-ils confondu et réuni sous le même nom des affections très-diverses, telles que dartres, gale, lèpre, et beaucoup d'autres éruptions cutanées : de là une source innombrable d'erreurs de diagnostic et de traitement que l'on retrouve encore, en partie, dans des écrivains postérieurs à Celse, quoique ce médecin eût déjà restreint la signification du mot *scabies* à une seule maladie, qui est la gale. De nos jours également, on qualifie quelquefois de ce nom certaines éruptions cutanées anomales, diverses affections régulières ou irrégulières, comme une éruption de petits boutons chez certaines femmes, à l'époque des règles ; l'apparition de petites vésicules ou élévations plus ou moins sensibles, à la suite d'une friction irritante, de l'usage de certains alimens, de plusieurs maladies et particulièrement des fièvres quartes, etc.

Mais quelles que soient les ressemblances qu'elle puisse avoir avec ces maladies, la gale est une ; elle a des caractères qui lui sont propres

et que nous avons cherché à développer de manière à rendre désormais son diagnostic plus
certain.

La gale est une éruption cutanée, essentiellement contagieuse, caractérisée par une démangeaison plus ou moins vive, et le développement
d'une certaine quantité de boutons, tantôt à peine
visibles, d'autres fois plus volumineux ; opaques,
transparens, ou excoriés, et quelquefois enfin
prenant un volume très-considérable ; éruption
qui peut avoir lieu sur toutes les parties du corps
indistinctement, sans en excepter la face ni le
cuir chevelu ; mais qui se fait plus particulièrement entre les doigts, sur les mains, les poignets, la partie antérieure des avant-bras, etc.

Sauvages, Tourtelle, Sagar, en font un genre
de la classe des cachexies, ordre impétéginies ;
Vogel la classe dans les vices, ordre pustules ;
Linnæus, dans les vices, ordre gales ; M. Baumes
la range dans les oxigenèses, genre helminthèse,
et M. Pinel, dans les phlegmasies, ordre phlegmasies cutanées.

La gale peut affecter tous les âges ; mais elle
attaque plus fréquemment la jeunesse ; beaucoup
plus rarement l'âge viril et la vieillesse. En 1820,
on reçut à l'hôpital Saint-Louis dix-huit cent
soixante-sept galeux des deux sexes. Sur ce
nombre, il y en eut treize cent quarante-deux
de l'âge de quinze à vingt-cinq ans inclusive-

ment, ce qui fait près des trois quarts ; on reçut dix-huit enfans à la mamelle, et quelques-uns un peu plus âgés ; le reste avait plus de vingt-cinq ans.

D'où vient donc la fâcheuse préférence que la gale paraît accorder aux jeunes gens ?

On sait que cette maladie n'épargne pas les riches ; mais qu'elle est incomparablement plus commune chez les pauvres : or, dans cet état de la société, les jeunes gens sont ordinairement abandonnés à eux-mêmes ; habituellement dans une pénurie plus ou moins grande, ils recherchent avidement les plaisirs du bas peuple, et contractent ainsi des rapports fréquens avec leurs semblables ; toutes circonstances qui les exposent à contracter la gale beaucoup plus souvent que les personnes de la même classe, d'un âge plus mûr, qui sont plus stables, moins passionnées et moins en contact par conséquent avec les autres. Peut-être aussi que chez les personnes avancées en âge, les changemens qu'éprouve la peau, surtout la dureté qu'elle acquiert, contribuent encore à les rendre moins accessibles à la contagion ?

Certains auteurs pensent que la gale est plus commune chez les femmes que chez les hommes. En considérant que les femmes sont plus lymphatiques, plus faibles, plus délicates, on aura cru pouvoir en conclure qu'elles étaient plus souvent affectées de cette maladie ; mais cette conclusion n'est que spéculative, et nullement conforme à l'observation, qui prouve, au contraire, que les femmes en sont bien moins communément atteintes que les hommes ; comme on peut le voir en consultant le tableau qui se trouve à la fin de cet ouvrage.

Cette différence me paraît tenir à ce que les femmes en général, quelle que soit leur condition, sont toujours un peu plus retenues que les hommes ; et à ce que leurs professions sont ordinairement plus sédentaires, et les exposent moins à la contagion.

Quant aux tempéramens, je n'ai rien observé de remarquable. On regarde communément les tempéramens lymphatiques et bilieux comme y étant les plus exposés ; mais dans beaucoup de cas je n'ai pu voir aucune différence bien tranchée, et cela, au reste, sera toujours difficile et même presque impossible à déterminer, jusqu'à ce que la doctrine des tempéramens soit fixée de manière à satisfaire tous les bons esprits.

Toutes les professions ne disposent pas également à contracter la gale ; c'est pourquoi, afin de déterminer d'une manière positive, et la plus exacte possible, celles dans lesquelles on l'observe le plus souvent ; j'ai dressé un tableau renfermant le nombre d'hommes et de femmes que l'on reçut pour la gale à l'hôpital Saint-Louis pendant l'année 1820. Je l'ai distribué de manière à faire voir, 1°. le nombre de galeux de chaque profession pendant un mois; 2°. le nombre de ces malades de chaque profession pendant un an; 3°. la quantité de galeux de toutes les professions pendant un mois; 4°. enfin la quantité de ces mêmes galeux de toutes les professions pendant un an; ou ce qui revient au même, le nombre d'hommes affectés de gale pendant un an. J'ai fait de même pour les femmes, et j'en ai consigné les résultats dans le même tableau, mais séparément, pour que l'on puisse voir d'un seul coup d'œil la préférence que cette maladie accorde à l'un ou à l'autre sexe, les professions qui en sont le plus souvent atteintes et les changemens que les saisons peuvent apporter.

Ce tableau a nécessité un travail long et très-pénible; mais je puis le donner comme rédigé avec toute l'exactitude possible.

Les professions dans lesquelles on observe le plus fréquemment la gale sont, pour les hommes: les journaliers, les tailleurs, les cordonniers, les domestiques, les menuisiers, les chapelliers, etc.; et pour les femmes: les couturières (1), les mar-

---

(1) On sait qu'à Paris, les filles de mauvaise vie se disent couturières ou d'un état analogue, lorsqu'elles sont admises dans les hôpitaux; mais les couturières dont nous parlons ne se trouvent point tout-à-fait dans ce cas, puisqu'à l'hôpital Saint-Louis les filles publiques sont trai-

chandes des quatre saisons, les domestiques, etc.

On ne trouve point dans ce tableau les ouvriers de fosses d'aisances, ni les ramoneurs; ce qui prouve que, si les individus qui exercent ces professions sont quelquefois affectés de cette maladie, c'est au moins très-rarement.

La gale peut atteindre toutes les classes de la société. On voit des personnes qui jouissent de toutes les commodités de la vie la contracter en voyageant, ou par le contact de leurs domestiques, ou même en caressant leurs enfans qui tiennent la maladie de leur bonne.

M. Lugol en rapporte plusieurs exemples, notamment un cas de contagion produit par une bonne sur quatre enfans, frères et sœurs.

J'ai eu moi-même occasion de voir en ville des personnes très-aisées être en proie à cette fâcheuse affection par l'imprudence de leurs domestiques.

La gale s'observe dans toutes les saisons; mais elle est plus commune vers le commencement de l'année et à la fin qu'à toute autre époque; c'est aux mois d'août, septembre et octobre que nous l'avons observée le moins fréquemment à l'hôpital Saint-Louis. Cela pourrait-il tenir à ce que les occupations étant plus multipliées dans

tées séparément, et qu'elles ne sont point dans le département de M. Lugol.

un temps que dans un autre, les personnes atteintes de la gale la conservent jusqu'à une saison où les travaux diminuent, et que ce n'est
qu'alors qu'elles entrent dans les hôpitaux pour
s'en faire guérir? Cela nous paraît probable,
d'après le rapport des malades; car la plupart
de ceux qui arrivent à l'hôpital au commencement des saisons froides, nous disent qu'ils ont
la gale depuis un certain temps.

Nous pensons aussi que le retour de l'hiver
est encore un des puissans motifs qui engagent les
galeux à venir réclamer des soins à l'hôpital
Saint-Louis. Nous avons même vu des malheureux qui, pour pouvoir être admis, et se mettre
ainsi pendant quelque temps à l'abri des froids
rigoureux, avaient cherché à contracter la gale.
Ce sont ces individus, pour le dire en passant,
qu'il est nécessaire de surveiller attentivement
pendant le traitement, si l'on veut avoir des
observations exactes; car ils cherchent souvent
à prolonger beaucoup la durée de la maladie par
leur négligence à faire ce qui est ordonné pour
leur guérison.

La contagion paraît s'opérer plus facilement
dans les temps chauds que dans les temps froids;
cette observation est très-ancienne; elle est
même très-connue du vulgaire.

La gale est en général produite par le contact
médiat ou immédiat d'une personne affectée de

cette maladie ; nous possédons plusieurs exemples d'ouvriers tailleurs qui nous ont assuré n'avoir contracté la gale, qu'en se servant d'un carreau dont venait de faire usage un autre tailleur qui avait la même affection cutanée.

Les animaux domestiques la communiquent aussi quelquefois aux hommes, nous en avons trois exemples fort remarquables, dans lesquels la contagion a eu lieu par des chats. Je me contenterai de rapporter le suivant :

Iʳᵉ. OBSERVATION.

La nommée Pougny, culottière, âgée de trente-quatre ans, entra à l'hôpital Saint-Louis pour une affection psorique dont l'éruption vésiculaire était très-nombreuse, mais à peine visible ; le dos des doigts, la face antérieure des poignets étaient couverts de cette variété de gale, qui causait une démangeaison insupportable. Interrogée sur la cause de sa gale, la malade nous affirma n'avoir jamais touché aucune personne atteinte de cette affection, ni aucun meuble qui pût la lui donner ; mais qu'elle la tenait indubitablement d'un chat qu'elle avait chez elle ; ce qui était d'autant plus probable, que deux jeunes chats issus du précédent, qu'elle avait élevés et donnés à deux familles différentes, leur avaient communiqué l'affection. La démangeaison était très-forte, surtout pendant la nuit.

La maladie psorique fut terminée le dix-septième jour ; mais un panaris étant survenu au doigt indicateur, le séjour de Pougny à l'hôpital fut prolongé de quelques jours.

Nous reçûmes plus tard une de ces familles qui avait pris la gale du chat donné par la malade précédente : elle se composait de la grand'-mère, de la mère et de ses trois enfans.

Voici un autre exemple de contagion produite par un chien.

Obs. 2. La nommée Duci, Anne-Marguerite, âgée de soixante et un ans, femme de confiance, entra à l'hôpital Saint-Louis le 7 août 1820. Cette malade n'avait jamais eu la gale ni aucune éruption analogue. Elle portait sur sa poitrine au-dessus et au-dessous des mamelles, ainsi qu'aux aisselles, sur les avant-bras, les poignets, les jambes et les pieds, de petites excoriations rougeâtres, accompagnées d'une démangeaison insupportable, qui augmentait encore à l'approche de la nuit. Ces phénomènes s'étaient manifestés depuis trois semaines après avoir touché plusieurs fois un chien qui avait la gale. Des fumigations alcoholiques et des lotions faites avec une solution de savon blanc dans l'alcohol firent bientôt disparaître ces excoriations ; mais les démangeaisons persistèrent à peu près avec la même intensité qu'auparavant : cependant, au moment où j'écris, (18 août 1820), elles ont presque entièrement cessé et la malade pourra probablement sortir dans quelques jours parfaitement bien guérie.

Cette observation offre de remarquable l'intensité de la démangeaison qui n'est point du tout calmée par la disparition des autres symptômes de la maladie, ce qui n'est point ordinaire dans la gale, où l'on voit bien quelquefois la démangeaison persister encore quelque temps après la guérison, mais à un plus faible degré.

Une chose assez singulière c'est que, quelle que soit l'époque à laquelle nous ayons examiné la maladie, quelles que soient les précautions que nous ayons prises pour observer le développement de quelques boutons ou vésicules, nous ne pûmes jamais y parvenir; tout porte donc à croire que les petites ulcérations observées sur la peau, ne provenaient point de la déchirure de plusieurs boutons ou vésicules, mais qu'elles étaient produites par les ongles de la malade que la démangeaison forçait à porter sur l'organe cutané. Au reste, nous avons quelquefois vu dans les affections psoriques une démangeaison très-vive sans aucune apparition de boutons.

Beaucoup de médecins pensent que la gale peut se développer spontanément à la suite d'une maladie de long cours, ou d'une grande misère prolongée.

Les raisons qu'ils apportent à l'appui de leur

opinion sont bien probables, mais non entièrement satisfaisantes. Il est donc permis d'avoir
encore quelque doute à ce sujet, et ce qui est
bien propre à me l'inspirer, c'est le grand nombre
de galeux que j'ai observés à l'hôpital Saint-Louis :
chez tous, j'ai constamment recherché avec soin
la cause de leur affection, et presque tous ont toujours rapporté leur maladie au contact médiat ou
immédiat d'une personne infectée. Quelques-uns
seulement en ignoraient l'origine et en donnaient
pour causes des termes vagues et connus du vulgaire, tels que le passage de la bile dans le sang,
un emportement de colère, etc.; mais cela suf-
fit-il pour admettre l'existence d'une gale spontanée? Je pense que cette question n'est pas
rigoureusement soluble et que le doute convient
mieux qu'aucune négation ni affirmation.

On conçoit, en effet, que des individus ordinairement plongés dans la misère, et fréquentant
des personnes de la même classe, peuvent contracter cette maladie tout-à-fait à leur insu, et
que, par conséquent, les cas où la contagion
n'est point probable, elle est encore possible.

De même que dans les affections syphilitiques,
on observe dans cette maladie des sujets qui
jouissent du privilége de fréquenter impunément
des personnes infectées, qui peuvent les toucher
et coucher dans le même lit sans contracter la
gale. La contagion ne s'opère même pas avec

autant de facilité qu'on le croit vulgairement. La plupart des médecins qui ont eu occasion de donner leurs soins à beaucoup de galeux réunis dans de grands établissemens, les ont presque toujours touchés sans le moindre inconvénient; dans des affections psoriques compliquées, j'ai souvent saigné les malades sans prendre aucune précaution; j'en ai touché d'autres journellement pour mieux les observer, et je n'ai jamais éprouvé aucun symptôme de l'affection psorique.

Mais quelle est la cause de la contagion?

Les médecins anciens l'ont attribuée tour à tour, les uns à des acides, les autres à des alcalis dans les humeurs, à un ferment particulier, à une humeur mélancolique; d'autres l'ont cherchée dans la dépravation des humeurs, dans la diathèse scrophuleuse, scorbutique, etc. : toutes ces hypothèses n'ont pas besoin de réfutation. Plus récemment on a admis l'existence d'un vice psorique que l'on supposait résider dans le serum du sang. J'avais d'abord pensé qu'on aurait pu le regarder comme ayant son siége dans les boutons de gale; mais cette idée n'a pas été plus heureuse que les précédentes, comme on le verra par la suite. (Pag. 30 et suiv.)

On admet assez généralement aujourd'hui comme cause de contagion de la gale un insecte dont l'existence avait déjà été regardée comme probable par les anciens, et même par les

Arabes ; mais que les modernes pensent avoir démontrée.

J'ai cru moi-même pendant quelques années que la cause naturelle de la gale était un insecte. M. Lugol a professé l'existence du ciron pendant six ans...... Comment en effet serait-il permis de douter, lorsqu'on a accumulé les preuves de son existence, jusqu'à parler de la manière dont il se fraie un chemin sous l'épiderme, dont il avance ou recule ; quand on affirme l'avoir vu pondre, en avoir distingué les deux sexes, et la forme propre et exclusive qui lui appartient comme espèce particulière ? qui n'a pas vu des images du ciron de la gale, son corps et ses pates représentés séparément ; les débris de son cadavre trouvés dans des écailles d'épiderme, et autres enfans de l'imagination des hommes, qui vole sans cesse au secours de leur esprit en créant des chimères qu'ils prennent pour des réalités ?

Comment douter de l'existence du ciron de la gale, lorsque pour la prouver on met à contribution les noms les plus graves, les réputations les plus honorables ?

Et nous-mêmes, qui étions placés dans les circonstances les plus favorables pour nous assurer de son existence, nous ne l'aurions cependant pas fait, si nous n'avions eu le bonheur de faire nos premiers pas dans la carrière médicale sous un maître auquel nous devons de

n'avoir jamais laissé échapper l'occasion de vérifier toutes les traditions aux lits des malades...
Nous doutions si peu de l'existence de l'acarus,
que nous commençâmes nos expériences avec des
loupes, puis enfin avec des microscopes de diverses grandeurs. Notre non-succès inattendu
nous porta à multiplier, à varier nos expériences
à un tel point, qu'il n'est pas permis de penser
que le ciron existe, et que nous ne l'ayons pas
vu ; nous pouvons, au contraire, affirmer avoir
fait des expériences en plus grand nombre et
pendant un temps plus long qu'aucun auteur
que nous connaissions, et que ces expériences ne
permettent plus d'admettre comme cause unique
et exclusive de la gale un insecte dont la présence
donne lieu au développement des boutons.

PREMIÈRE EXPÉRIENCE.

Avec plusieurs loupes de grosseur variable.

3 *mai* 1820. Nous choisîmes une galeuse qui
avait contracté récemment la gale, et qui n'avait
fait encore aucun traitement ; nous ouvrîmes plusieurs vésicules transparentes, prurigineuses, et,
après avoir recueilli soigneusement le liquide
qu'elles contenaient, nous l'examinâmes pendant
fort long-temps avec des loupes très-fortes ; mais
nous ne pûmes rien apercevoir de notable.

IIe. EXPÉRIENCE.

5 mai. Nous examinâmes la matière retirée de beaucoup de vésicules aqueuses sur deux galeuses arrivées la veille ; nous laissâmes le liquide pendant quelque temps exposé au soleil, afin de lui donner une température convenable ; mais tous nos soins furent inutiles. Nous prîmes alors le parti de fixer nos recherches sur le derme, qui avait été mis à nu par l'enlèvement de l'épiderme qui formait les vésicules ; ce fut avec aussi peu de succès que précédemment.

Les jours suivans je répétai, seul, ces expériences avec toute l'attention possible : les résultats n'en furent pas plus satisfaisans.

N'ayant pu voir le ciron avec la loupe, nous eûmes recours au microscope, au maniement duquel j'avais été exercé par un opticien habile.

PREMIÈRE EXPÉRIENCE.

Avec le microscope.

10 mai. Nous avions à notre disposition douze galeuses, parmi lesquelles les unes avaient contracté la gale depuis peu de temps, et les autres la portaient depuis six à huit mois ; chez quelques unes les boutons étaient petits, rares, prurigineux ; chez d'autres, ils étaient très-élevés et fort nombreux, et chez la plupart on voyait de belles vésicules transparentes, nouvellement formées et très-prurigineuses ; tout enfin paraissait le mieux disposé possible pour nous offrir d'heureux résultats (1). Sur huit de ces galeuses que nous avions jugées les plus propres à notre expérience, nous ouvrîmes avec la pointe d'une lancette un grand nombre de vésicules aqueuses ; nous en recueillîmes avec soin tout le liquide, que nous délayâmes dans un verre de montre avec une petite goutte d'eau distillée chauffée à 24 degrés. Nous préparâmes trois autres petits appareils semblables que nous plaçâmes tour à tour sous le microscope ; mais ce fut inutilement que nous cherchâmes à découvrir quelque chose d'animé ; nous ne vîmes que des objets très-disparates, et rien de particulier. La séance dura deux heures, pendant lesquelles nous variâmes beaucoup nos essais, en ayant soin d'ajouter une petite goutte d'eau distillée, afin de prévenir la dessiccation de la matière par les rayons du soleil.

---

(1) Je n'ai pas besoin de dire que nous avons toujours opéré sur des galeux qui n'avaient fait aucun traitement.

IIᵉ. EXPÉRIENCE.

11 *mai*. Le temps était très-chaud, le soleil brillant : la séance commença à midi. Quinze vésicules transparentes, d'une grosseur moyenne, furent successivement ouvertes sur une galeuse âgée de vingt ans, et qui portait cette affection depuis huit jours ; le fluide contenu dans ces vésicules fut soigneusement exprimé avec la pointe d'une lancette, et délayé dans une petite goutte d'eau distillée placée préliminairement dans un verre de montre. Nous nous attachâmes surtout à vider complètement les boutons en y revenant à plusieurs reprises. Des élévations assez saillantes, renfermant une matière trouble blanchâtre, furent ouvertes sur deux autres galeuses ; et le liquide fut placé dans deux autres appareils préparés à cet effet.

Ces appareils furent mis alternativement sous le microscope. Nous portâmes la plus scrupuleuse attention dans l'examen du liquide ; mais nous ne pûmes apercevoir que quelques corps irréguliers, d'une forme indéterminée, et que nous attribuâmes à quelques débris d'épiderme qui probablement avaient été retirés avec le liquide.

Nous fîmes plus ; nous ouvrîmes plus de quarante boutons sur deux galeuses, nous en exprimâmes toute la matière avec la plus grande exactitude, ce qui formait une grosse goutte dans laquelle nous espérions voir plusieurs douzaines de cirons : inutilement nous cherchâmes un être vivant !

Le liquide nous présentait une vaste mer, dans plusieurs endroits de laquelle nous vîmes des masses blanchâtres ou grisâtres plus ou moins volumineuses, et quelques corps allongés semblables à un petit tuyau de plume à écrire, que nous reconnûmes pour être des débris de poils. Nous cherchâmes en vain à changer les lentilles du microscope, depuis la plus faible jusqu'à la plus forte, à diminuer et à augmenter successivement le nombre des verres; nous vîmes toujours la même chose, seulement plus ou moins distinctement. Surpris, mais non découragés par notre non succès, nous laissâmes dessécher le fluide pour y découvrir, sinon l'insecte, au moins quelques débris de son corps ; mais nous n'aperçûmes rien de particulier que l'on pût regarder comme un animal, ni comme des traces d'aucun animal.

IIIe. EXPÉRIENCE.

14 *mai*. Nous prîmes les mêmes précautions que pour les précédentes ; mais nous opérâmes sur de gros boutons contenant une matière jau-

nâtre plus ou moins abondante. Notre séance ayant duré une heure et demie, nous nous retirâmes comme les jours précédens. Nous avions seulement aperçu de petits corps de forme variable et sans mouvemens, c'est-à-dire, qui n'avaient aucune des qualités qui constituent un animal.

Il nous restait encore à rechercher la présence du ciron dans les boutons à peine saillans et dans les vésicules petites, récentes et très-prurigineuses : ce fut l'objet de la séance suivante.

<hr>

IVe. EXPÉRIENCE.

18 *mai*. Nous choisîmes trois malades, dont l'un d'eux avait une gale miliaire, et les deux autres une gale boutonnée bien dessinée. Nous ouvrîmes des vésicules très-petites et fort prurigineuses pour en extraire le liquide avec toute l'attention qu'exigeait une pareille recherche , en ayant soin de ne rien laisser dans les vésicules ; la même opération fut faite sur beaucoup de boutons à peine naissans, n'offrant aucun changement de couleur à la peau ; plusieurs même étaient si petits, que nous n'en pûmes exprimer que très-peu de chose.

Cinq verres de montre , dans lesquels on avait

mis une petite goutte d'eau distillée à 24 degrés
environ, servirent à recevoir le contenu des boutons. Nous continuâmes la séance pendant près
de trois heures, en changeant très-souvent les
lentilles du microscope, et en multipliant plus ou
moins les verres de cet instrument, de même
que dans les expériences précédentes : nous n'a-
perçûmes que des masses, la plupart informes,
que nous ne pûmes jamais considérer comme des
individus d'une même espèce. Nous vîmes encore ce que nous avions déjà vu, de petits corps
allongés plus ou moins courbés, que nous consi-
dérâmes comme des fragmens de poils coupés
avec la pointe de la lancette dont on s'était
servi pour retirer la matière contenue dans les
boutons.

Notre microscope pouvant être trop petit, nous
le changeâmes pour un plus grand, avec lequel
nous fîmes encore les mêmes expériences qu'il
est inutile de rapporter ici, et qui nous offrirent
les mêmes résultats.

Dans cette seconde série d'expériences nous
eûmes soin, avant de nous servir des galeux, de
les faire exposer pendant un certain temps au
soleil, afin d'exciter une légère moiteur ; et nous
continuâmes nos observations sur des malades
auxquels nous venions d'administrer, à dessein,
des bains de vapeur aqueuse.

Un troisième microscope d'une grosseur très-

considérable fut donc choisi ; de nouvelles expériences furent faites ; je les répétai un nombre
infini de fois. Mes jours de fête, mes heures de
délassement et de récréation se passaient au
milieu des galeux, dans des recherches microscopiques dont les résultats ne faisaient qu'exciter
de plus en plus ma curiosité ; car jusqu'alors
j'avais été cironien.

Nous terminâmes enfin nos recherches par une
séance que donna M. Lugol le second dimanche
du mois d'août, dans l'amphithéâtre de l'hôpital
Saint-Louis, en présence d'un grand concours
d'élèves, dont plusieurs cherchèrent aussi inutilement que nous l'insecte de la gale.

Voulant pleinement nous convaincre de l'exactitude de nos expériences, nous résolûmes de faire
des essais comparatifs sur le sperme, le vinaigre
et autres liquides analogues. Dès les premières
observations, nous pûmes vérifier ce que l'on en
dit journellement, c'est-à-dire que dans le vinaigre, l'eau, etc., nous aperçûmes des animaux
différens, d'une grosseur variable, d'une forme
donnée et qui se mouvaient dans tous les sens.

20 *août* 1820. Nous fîmes une première expérience sur le sperme humain, en présence de
plusieurs élèves de l'hôpital. Nous plaçâmes une
certaine quantité de sperme dans un verre de
montre, sous le microscope qui nous avait servi
pour la gale. Pendant deux ou trois minutes,

nous ne pûmes voir qu'un corps opaque ; mais
bientôt la matière s'étant un peu liquéfiée , nous
aperçûmes dès-lors des milliers d'animalcules
traversant le liquide de tous côtés ; nous vîmes
parfaitement leur forme ; nous les contemplâmes
tour à tour avec une entière satisfaction.

Les 24 et 29 les mêmes expériences furent
répétées et donnèrent les mêmes résultats.

Comment donc se fait-il que , pour les animalcules du sperme humain et des autres liquides , il
nous a été très-facile de vérifier, dès la première
expérience , ce qu'en avaient dit d'exacts observateurs , tandis que, malgré notre persévérance ,
malgré tous les moyens divers que nous avons
employés, nous n'avons cependant pas pu reconnaître l'existence d'un insecte dans les boutons
de gale ?

Ne l'ayant jamais vu, n'ayant jamais rien observé dans les expériences microscopiques réi-
térées à l'hôpital Saint-Louis , je ne puis concevoir comment s'y sont pris les personnes qui d'un
coup de lancette obtiennent des cirons en grand
nombre ; qui, à la seule inspection , distinguent
les sexes et voient même les œufs de l'animal sur
les pates de la femelle.....

Mais consultons un peu les premiers observateurs cironiens : Avenzoar, médecin Arabe du
douzième siècle, dit que, dans une certaine maladie, il a observé qu'il s'engendre sous l'épi-

derme des animaux semblablesaux poux , etc. (1).
Dans cette observation n'y a-t-il pas eu erreur
de diagnostic ? Etait-ce bien la gale que l'on a
observée ? N'était-ce pas le *prurigo pedicularis*,
affection dans laquelle on observe sur la peau
beaucoup de petits animaux semblables aux poux,
et qui prennent naissance dans l'organe cutané
même ? Avenzoar semble le dire lui-même dans
ce passage : *oriuntur aliquandò in corpore sub
cute extériùs pediculi parvunculi*, etc.

Une erreur de ce genre , en faisant naître de
fausses idées sur la gale , n'a-t-elle point trompé
plusieurs médecins, dans un temps où il ne
régnait que confusion sur les maladies de la peau?
Et cette première erreur n'a-t-elle point pu être
transmise d'âge en âge, avec d'autant plus de
facilité, qu'elle se prêtait à toutes les expli-
cations ?

C'est dans l'ouvrage de Redi, dit-on, que l'insecte
de la gale humaine a été décrit, pour la première
fois, avec une exactitude presque égale à celle
des modernes entomologistes. Cette description
se trouve, en partie, dans une lettre de Cestoni

---

(1) « *Oriuntur aliquandò in corpore sub cute exteriùs
pediculi parvunculi, qui, cùm excoriatur cutis, exeunt
animalcula tam parvuncula, quæ vix possunt videri.* »
(*Theizis Abynzoar rectificatio medicationis et regiminis,
Venitiis*, 1549 , *tract.* 7 , *lib.* 19.)

à Vallisnieri, insérée, en 1710, dans la collection académique. Je crois à propos d'en donner ici un extrait, puisque cette lettre a été citée souvent en faveur du ciron, et que les détails qu'elle renferme, me paraissent tenir plutôt du merveilleux que de la réalité, comme on en jugera par ceux que je soulignerai et dont je livre le jugement au lecteur.

« Tandis que guidé par vos vues et sous vos
» auspices, je faisais des expériences sur les in-
» sectes, je lus par hasard dans le dictionnaire de
» l'Académie *della crusca*, que le ciron est un
» très-petit ver qui se forme sous la peau des
» galeux, et dont la morsure cause une extrême
» démangeaison ; ayant trouvé depuis que Gin-
» seppe Lorenzio adopte cette opinion, j'eus la
» curiosité de vérifier le fait par moi-même. Je
» communiquai ce dessein à M. Hyacinthe Ces-
» toni : il m'assura avoir vu plusieurs fois de
» pauvres femmes, dont les enfans étaient ga-
» leux, tirer *avec la pointe d'une épingle, des*
» *plus petites pustules, je ne sais quoi qu'elles*
» *écrasaient sur l'ongle, non sans un petit cra-*
» *quement, et qu'à Livourne les galériens se*
» *rendaient réciproquement le même service.* Il
» ajouta qu'il ne savait pas avec certitude si les
» cirons étaient effectivement des vers : ainsi
» nous résolûmes tous deux de nous en éclaircir.
» Nous nous adressâmes donc à un galeux, en

» lui demandant l'endroit où il sentait la plus
» forte démangeaison : il nous montra un grand
» nombre de pustules qui n'étaient pas encore
» purulentes. *J'en ouvris une avec la pointe*
» *d'une épingle très-fine ; et, après avoir ex-*
» *primé un peu de la liqueur contenue, j'en*
» *tirai un petit globule blanc presque impercep-*
» *tible.* Nous observâmes ce globule au micros-
» cope, et nous reconnûmes avec toute la certi-
» tude possible *que c'était un ver, dont la figure*
» *approchait de celle des tortues,* de couleur
» blanchâtre ; le dos d'une couleur plus obscure,
» garni de quelques poils longs très-fins. Le
» petit animal montrait beaucoup de vivacité
» dans ses mouvemens. Il avait six pates, la tête
» pointue et armée de deux petites cornes ou
» antennes à l'extrémité du museau.

» Nous ne nous en tînmes pas à cette pre-
» mière observation ; nous la répétâmes un grand
» nombre de fois sur diverses personnes atta-
» quées de la gale, d'âge, de tempérament et de
» sexes différens, et en différentes saisons de
» l'année ; nous trouvâmes toujours des animaux
» de même figure. *On en voit dans presque toutes*
» *les pustules aqueuses ;* je dis presque toutes,
» parce qu'il nous a été quelquefois impossible
» d'en trouver.

» Il est très-difficile d'apercevoir ces insectes
» sur la superficie du corps, à cause de leur

» extrême petitesse et de leur couleur semblable
» à celle de la peau : *cependant nous les y avons*
» *vu marcher plusieurs fois,* surtout dans les
» articulations, dans les plis, les rides et les petits
» sillons de la peau. *Ils s'introduisent d'abord*
» *par leur tête aiguë, et ils s'agitent ensuite,*
» *rongeant et fouillant jusqu'à ce qu'ils se soient*
» *entièrement cachés sous l'épiderme, où il nous*
» *a été facile de voir qu'ils savent se creuser*
» *des espèces de chemins couverts, ou des routes*
» *de communication d'un lieu à un autre ;* de
» sorte qu'un seul insecte produit quelquefois
» plusieurs pustules aqueuses : quelquefois aussi
» nous en avons trouvé deux ou trois ensemble,
» et pour l'ordinaire fort près l'un de l'autre.

» Nous étions fort curieux de savoir si ces
» petits animaux pondaient des œufs ; et après de
» longues recherches, nous eûmes enfin la satis-
» faction de nous assurer de ce fait ; car, ayant
» mis sous le microscope un ciron pour en faire
» dessiner la figure par M. Isaac Colonnello, *il*
» *vit, en dessinant, sortir de la partie posté-*
» *rieure de cet animal un petit œuf blanc à peine*
» *visible, et presque transparent ;* il était de
» figure oblongue comme un pignon.

» Animés par ce succès, nous recommençâmes
» à chercher ces œufs avec la plus grande atten-
» tion, et nous en trouvâmes beaucoup d'autres
» en différens temps ; mais il ne nous arriva plus

» de les voir sortir du corps de l'animal sous le
» microscope.

» En considérant etc... »

Voilà des auteurs qui ont vu des choses admi-
rables ; mais leurs vers ou même leurs tortues se
sont transformés depuis cette époque en ciron
(*sarcoptes*)!!! Et le ciron des modernes a été
jugé à son tour par contumace...

Quelle confiance accorder à Hauptmann, médecin allemand, qui après avoir répété les
observations de Kircher, adopta l'erreur de
ce dernier sur la présence des animalcules
dans les bubons pestilentiels (*scrut. pers.
lib. 1. caput 7*)? Il annonce dans une épître
à cet auteur et dans un ouvrage sur les eaux
thermales de Wolkenstein, imprimé à Lei-
psick en 1687, que ces mêmes insectes, exa-
minés avec le microscope, lui paraissaient avoir
quelque ressemblance avec les mites qui naissent
sur le vieux fromage. C'est cependant un tel
observateur que l'on cite pour avoir donné un
des premiers la figure du ciron ;

> . . . . . *Pictoribus atque poetis*
> *Quidlibet audendi semper fuit æqua potestas.*

Enfin, M. Rohault (*tractat. phys.*, *part.
cap.* 21) assure que ces animaux ont le dos
couvert d'écailles !!

Pourquoi Cestoni, Degeer, Ettmuller repré-
sentent-ils le ciron de la gale d'une ma-

nière toute différente de la figure qu'on en a donnée de nos jours ? Comment peut-on concevoir que les uns ont constamment vu sous une forme ce que d'autres ont vu sous une autre ? Les cirons peuvent donc à volonté changer de figure suivant la personne qui les observe ? Voilà, ce nous semble, des faits impossibles à accorder.

Je n'ai certainement pas besoin de trouver de contradictions dans les auteurs qui ont annoncé l'existence du ciron ; ils seraient d'accord sur la forme spécifique de cet animal, que je ne saurais l'être avec eux sur la réalité de son existence. Les expériences microscopiques dont je viens de rendre compte, ont été faites sur une échelle trop étendue et avec trop de sincérité, pour qu'il soit possible d'admettre que tout soit erreur dans leurs résultats. Cependant ceux-ci étant trop contraires aux idées généralement reçues, nous ne voulûmes point les faire connaître avant d'avoir imaginé une autre série d'expériences propres à les confirmer de nouveau.

L'inoculation par frottement et par insertion de toute la matière contenue dans les boutons de gale, faite dans un lieu d'élection, à dessein de nous assurer s'il existait un virus psorique, nous parut pouvoir servir encore à attester ou à nier l'existence du ciron.

Voici notre raisonnement à *priori* : Si l'inoculation produit la contagion, on pourra regarder celle-ci comme produite par un virus à la manière de la syphilis, de la variole, etc. , ou bien la considérer comme produite par le ciron ; de sorte que ce résultat sera également favorable à l'opinion de la contagion par un virus et à celle par le ciron. Mais si la contagion n'a pas lieu par l'inoculation de toute la matière contenue dans les boutons de gale , cela prouvera également deux choses, 1°. qu'il n'y a point de virus psorique ; 2°. qu'il n'existe point de ciron.

PREMIÈRE EXPÉRIENCE.

Par inoculation de la matière contenue dans les boutons.

20 *mai* 1821. Je choisis deux galeuses, chez lesquelles la gale était bien développée , et deux autres qui n'avaient qu'une affection psorique commençante ; je pris sur chacune d'elles le fluide contenu dans cinq à six boutons de grosseur très-variable , et je le placai sur la partie antérieure de mes poignets , à l'endroit où s'observe le plus communément la gale ; j'enveloppai ces parties d'une bande roulée que j'enlevai deux jours après sans apercevoir aucune éruption.

IIᵉ. EXPÉRIENCE.

24 *mai*. J'ouvris quinze boutons psoriques très-peu saillans, fort prurigineux et développés récemment ; je mis le liquide qu'ils contenaient sur la partie antérieure de mon poignet gauche ; j'en fis autant pour le droit, avec cette diffé-rence que la matière fut introduite sous l'épi-derme par inoculation. Un verre de montre fut placé convenablement sur la partie soumise à l'expérience, et une bande roulée fut adaptée de manière à prévenir le dérangement de ces verres. Vingt-quatre heures s'écoulèrent ; l'ap-pareil fut levé et rien ne parut, non plus que les jours suivans.

IIIᵉ. EXPÉRIENCE.

29 *mai*. Cette expérience ne diffère des autres que parce que le liquide contenu dans les bou-tons psoriques que j'avais vidés avec la plus scru-puleuse attention, fut placé dans les interstices des doigts et aux plis des bras. Le nombre de boutons que j'ouvris fut très-considérable, et ce-pendant aucune éruption ne se manifesta, malgré toutes les précautions que je pus prendre pour favoriser son développement.

Les mêmes expériences furent répétées les 4,

6 et 9 juin et n'eurent pas d'autres résultats.

Mais ce nouveau genre d'expériences n'ayant été essayé que sur moi, les conséquences en étaient nécessairement très-bornées; ou même on aurait pu nier qu'elles en eussent aucune, en attribuant la non contagion à une crase particulière. C'est pourquoi, afin de donner à ces recherches toute la latitude possible et toute l'authenticité désirable, M. Lugol donna une séance à l'hôpital Saint-Louis, le dimanche 24 juin 1821. Quatre galeuses furent conduites à l'amphithéâtre de l'hôpital, et examinées par tous les élèves avant de commencer les essais; elles portaient des boutons de gale de toute grosseur, et, en général, très-prurigineux.

M. Lugol, qui dirigeait cette expérience, fut inoculé le premier, par deux procédés; par frottement et par insertion. MM. Bernard, Boucheron, Nicot, élèves de l'hôpital Saint-Louis, attachés au département de M. Lugol, et M. Geniès, élève du même hôpital, attaché au département de M. le professeur Richerand, furent soumis à la même expérience.

M. Lugol regardant les résultats de ces essais comme d'une grande conséquence, si la contagion n'avait pas lieu, proposa aux élèves qui assistaient à la séance de continuer sur eux les inoculations : il n'eut pas de peine à obtenir ce qu'il demandait; tout l'auditoire aurait voulu être inoculé; mais, comme il fallait mettre un terme à des essais qui, toujours les mêmes, n'auraient pas fortifié davantage les résultats, douze élèves seulement furent inoculés; ce sont : MM. Besquier, Beteille, Nilo, Plassiardt, Bazire, Bayeul, Dureuil, Bertrand, Hardy, Vidal, Gaye, Bartharès. De ces douze étudians, MM. Beteille et Besquier ont eu la gale à neuf ou dix ans; M. Hardy l'a eue en nourrice, et M. Vidal cinq à six fois aux armées.

On inocula également la fille de salle; enfin la religieuse de la salle Ste.-Marie, Madame St.-Fulgence, ne pouvait rester étrangère au dévouement dont elle était témoin; et ce fut avec une sorte de plaisir qu'elle courut le risque de contracter la gale.

L'opération fut toujours faite dans l'intervalle des doigts, sur le dos des mains, ou sur la partie antérieure des poignets, par les deux procédés, par diverses personnes, avec toute la précaution et la bonne foi qu'on peut désirer.

L'examen du produit de ces expériences fut remis au lundi, 2 juillet; et il fut constaté qu'aucune des dix-neuf personnes auxquelles on avait inoculé la gale huit jours auparavant, par frottement et par insertion, n'avait contracté cette maladie. M. Bazire seul avait eu, du troisième au cinquième jour, un bouton sur l'une des piqûres qu'on lui avait faites dans l'intervalle des doigts index et medius. Ce petit bouton a été vu par tous les élèves qui fréquentent le cours de médecine de M. Lugol, et tous ont vu que ce bouton était unique et qu'il avait disparu le sixième jour.

De nos expériences nombreuses faites avec de bonnes loupes; de nos recherches microscopiques répétées un très-grand nombre de fois dans un lieu où la gale est la plus commune, par les procédés les plus variés, dans des circonstances très-diverses et des plus favorables; de nos recherches faites par la voie de l'inoculation, nous croyons devoir en conclure : que la cause naturelle de la gale n'est ni un ciron, ni un virus contenus dans les boutons psoriques ; que la cause naturelle de la gale n'est pas connue.

Cette maladie est le plus ordinairement sporadique ; quelques auteurs pensent qu'elle est endémique dans différentes contrées, dans certaines provinces de l'Espagne, par exemple, où les habitans indigens et plongés dans une malpropreté que l'on peut dire héréditaire, conservent leur maladie jusqu'au tombeau, ne voulant point s'en faire guérir pour ne rien changer aux coutumes de leurs pères qui ont vécu avec la même maladie.

On dit aussi qu'il existe une gale endémique en Pologne parmi les juifs indigens qui naissent dans ce royaume, et qui y vivent dans la plus

dégoûtante malpropreté, logés dans des demeu-
res sales et étroites où sont entassés hommes,
femmes, enfans et animaux de différentes espèces. Les juifs riches, ou dans l'aisance, qui ne
sont point exposés aux mêmes causes, ne connais-
sent point cette affection.

Elle paraîtrait avoir aussi régné endémique-
ment dans la Basse-Bretagne ; mais nos guerres
de la Vendée l'en ont pour ainsi dire fait disparaître, en portant dans ces lieux grossiers, et
pour ainsi dire sauvages, des habitudes plus com-
modes et plus utiles à la santé.

A parler rigoureusement, il serait peut-être
facile de démontrer que la gale n'a point le caractère endémique. En effet, cette maladie ne
se propage point par des circonstances de lieux,
mais bien à raison des habitudes contraires aux
règles de l'hygiène, et souvent par des préjugés.

Certaines fièvres intermittentes sont endémiques dans des lieux marécageux ; les scrophules
dans des lieux froids et humides. Dans ces cas,
la cause est prise des lieux, et non pas de la manière de vivre des habitans. Il est d'autant plus
important de préciser l'acception du mot endémie, qu'envisagé dans une trop grande extension, il en naîtrait quelquefois des idées fausses
sur la nature de la gale, en la supposant produite et entretenue par certaines causes qui n'ont
sur elle aucune influence.

Au demeurant, s'il n'existe point de gale endémique, on observe dans certaines contrées des affections psoriques, dont presque toute la population est affectée, depuis à peu près le moment de la naissance jusqu'à un âge plus ou moins avancé, ou même jusqu'à la mort. On conçoit, en effet, que dans certains pays, où le peuple est soumis aux préjugés et vit dans la misère, il suffit d'une personne pour communiquer la gale à cette population malheureuse, qui peut la conserver indéfiniment, faute de chercher les moyens de s'en préserver, ou de s'en guérir. C'est ainsi que la croyance au fatalisme entretient et propage chez les Turcs le fléau destructeur de la peste !

Mais n'a-t-on pas admis des gales endémiques, là où la gale n'existe même pas ? ne s'en est-on pas laissé imposer par une autre maladie connue sous le nom de prurigo ? L'histoire des causes me paraît propre à résoudre cette question par l'affirmative. Ainsi, par exemple, on regarde comme cause ordinaire de la gale endémique, que l'on dit exister sur les bords de la mer, le climat, la situation particulière des lieux, la chair de certains poissons dont les habitans se nourrissent, la qualité de l'air et des eaux, etc. ; mais la gale est peut-être la seule maladie pour laquelle ces sortes de causes sont nulles ; car jamais elle ne pourra être produite, ni entretenue par ce concours de circonstances, qui sont les causes particulières du prurigo. Si ces remarques ne suffisent pas pour admettre cette erreur de diagnostic, qui est d'autant plus probable que le prurigo ressemble assez bien à la gale sous certains rapports, il nous sera au moins permis d'admettre le doute philosophique, en attendant des observations très-exactes, recueillies sur les lieux mêmes, par d'habiles observateurs.

La gale règne-t-elle épidémiquement? Si l'on en croit quelques auteurs, on n'hésiterait pas à répondre par l'affirmative ; cependant la plupart des gales que l'on a regardées comme épidémiques ne l'étaient véritablement pas : celle, par exemple, dont parle Ramazzini, paraissait tenir, comme l'observe M. le professeur Pinel, à des exhalaisons fétides, provenant du grand nombre de malades renfermés dans un même lieu, à leur conduite, à leur défaut de propreté, à la suppression de transpiration , causes suffisantes pour produire une éruption cutanée plus ou moins analogue à la gale, mais qui n'est pas elle. Cet illustre maître rapporte également à une affection prurigineuse l'éruption épidémique qui règne souvent parmi les soldats dans les hôpitaux militaires ambulans. Les mêmes réflexions que pour l'endémie se présentent encore ici. On voit, il est vrai, la gale attaquer en même temps

presque tous les soldats d'un hôpital, d'une caserne, d'un camp, etc. ; mais alors il est probable que la maladie doit être rapportée à un
ou plusieurs soldats, qui ont infecté le camp,
la caserne, etc., et non pas à des causes prises
de l'atmosphère ou à d'autres circonstances qui
produisent ordinairement les maladies épidémiques proprement dites.

On a généralement pensé, et quelques auteurs
affirment encore que la gale est quelquefois cri-
tique : certes, on ne saurait douter de l'existence
de certaines éruptions psoriformes par lesquelles
se terminent certaines fièvres muqueuses, intermittentes, etc.

Mais c'est par trop d'extension que l'on a
regardé ces éruptions comme étant la gale.

J'ai eu fréquemment occasion d'observer à la
suite des maladies aiguës, ou pendant les maladies chroniques, ces sortes d'éruptions psoriformes; mais, outre qu'elles n'avaient point le
caractère contagieux, ce qui constitue l'essence
de la gale, je les ai vues encore disparaître
constamment d'elles-mêmes, où à l'aide de quelques bains simples; j'en ai quelquefois observé
de plus persistantes, mais qui étaient de véri-
tables prurigos.

En supposant même qu'on ait observé la gale
proprement dite, à la suite d'une maladie aiguë,
on ne devrait pas encore en inférer qu'elle en

fût l'effet : la cause contagieuse pouvant rester stationnaire pendant un certain temps, et se montrer à la fin de la maladie. Nous avons observé quelque chose d'analogue chez les femmes en couche; l'éruption a souvent disparu d'elle-même en grande partie pour revenir bientôt après. Le même phénomène a eu lieu, à l'hôpital St.-Louis, dans un cas de pneumonie, dans un d'avortement et dans deux de péritonites.

On a manqué d'exactitude, je pense, en annonçant, tout récemment, que ce que l'on avait nommé gales vénérienne, dartreuse, scorbutique, etc., n'étaient que des complications de la gale avec ces diverses maladies. Lisez, par exemple, l'ouvrage de Sagar, et vous verrez que ce que ce médecin appelle gale vénérienne, n'est qu'une forme particulière sous laquelle se montre quelquefois la maladie vénérienne elle-même. Peut-on interpréter autrement le passage suivant extrait de cet auteur ?

Venerea, valde frequens est hæc scabies hoc nostro sæculo ; papulæ sunt rubræ, majores illis morbillorum ulcus-culum in pene vel vulvâ quæ dein desquamantur sine crustis, debilitas magna in artubus, coïtus impurus prægressus est.

Therapia, facile hanc semper et sat citò curavi pilulis meis compositis ex mercurio dulci, gummi guajaco et extracto panchy-ma-

gogo, quibus superbibunt decoctum lignorum copiosum calidum. (de SAGAR , p. 3r2 , T. I.)

Cette description ne laisse aucun doute sur ce que j'ai avancé ; c'est celle de la vérole et non point celle de la gale ; le traitement qui guérit la première ne guérirait jamais celle-ci, et cependant ces prétendues complications disparaissent entièrement par un traitement anti-syphilitique.

Je pourrais en dire autant des gales dartreuse, scorbutique , scrophuleuse , qui ne sont qu'un mode de développement des dartres, du scorbut des scrophules, mais non pas des complications de ces maladies avec la gale, comme on le pense très-généralement aujourd'hui.

Description générale.

Le lieu où se fait l'invasion de la gale n'est pas toujours facile à déterminer; beaucoup de malades ne sachant pas répondre aux questions qu'on leur fait à cet égard. Chez tous les galeux dont nous avons recueilli l'histoire, nous n'avons pas manqué de nous informer quelle avait été la partie du corps la première affectée; c'étaient le plus ordinairement les doigts, les mains, la partie antérieur des poignets ; dans quelques cas, la gale avait d'abord paru sur la poitrine, la région lombaire , les jambes , les cuisses , etc. Il est probable que la maladie commence ordinairement par la partie qui a été soumise à la contagion : cependant nous nous sommes assurés que la très-grande majorité des galeux avaient contracté la maladie en couchant avec des personnes qui en étaient atteintes , ou seulement en couchant dans des lits malpropres.

Comment donc se fait-il que la gale débute beaucoup plus souvent par les mains et les avant-bras , que par les pieds et les jambes , quoique ces parties paraissent être également soumises à la contagion lorsque celle-ci a lieu par des draps sales ? Comment se fait-il qu'elle soit si commune à la partie interne des cuisses , et si rare à la face interne des bras ? Comment les auteurs cironiens entendent - ils cette sorte de compensation ? Elle avait , il est vrai , échappé à leur observation.

Son développement a lieu plus ou moins promptement après le contact d'une personne ou d'un objet infecté : en général , c'est quelques jours après ; en certains cas , presque immédiatement. (*Obs.* III *et* IV.) Ces différences dans l'époque de l'invasion tiennent probablement aux dispositions individuelles , aux saisons , aux professions , à la nature des parties touchées , à l'âge , et à la plus ou moins grande souplesse de la peau. Si l'on en croit les malades , il se pourrait même que la gale restât quelquefois stationnaire pendant trois semaines ou un mois , et qu'elle se manifestât ensuite tout à coup , à la suite d'un emportement de colère, de l'administration d'une vomitif, etc. (*Obs.* V^e. *et* IXe.) (1). Les temps froids semblent retarder son développement; c'est le contraire pour les temps chauds.

L'invasion est ordinairement précédée d'un sentiment d'ardeur, ou d'une démangeaison plus ou moins forte, suivant la variété de gale. Le malade se gratte, et l'éruption paraît, tantôt sous la forme de petites vésicules limpides, nombreuses, ramassées, coniques; d'autres fois sous la forme d'élévations ou boutons durs, arrondis, se changeant ordinairement en vésicules transparentes ; quelquefois enfin elle se manifeste par de petites éminences, qui prennent bientôt, en croissant, le caractère purulent. L'ancienneté, les altérations diverses que peut éprouver cette éruption par un traitement mal approprié, ou par des frottemens réitérés sans ménagement, peuvent plus ou moins l'altérer.

Lorsque, pour apaiser la démangeaison persistante, on porte les mains avec force sur diverses parties du corps pour se gratter, un sentiment de cuisson plus ou moins vif ne tarde pas à se faire sentir; la peau présente des exco-

------

(1) Je n'ai pas besoin de dire que la gale, qui fait le sujet de ces observations, était contagieuse, et que, par conséquent, elle différait essentiellement des éruptions psoriformes qui naissent souvent en pareil cas.

riations plus ou moins étendues, et des altérations diverses, qui seront indiquées à l'occasion de chacune des variétés.

Chez les vieillards, en général, on a cru remarquer que l'éruption était moins abondante,
et que l'on observait plus fréquemment, chez
eux, des furoncles sur plusieurs endroits du
corps. La gale est quelquefois fort peu nombreuse, et d'autres fois toutes les parties du
corps en sont presque entièrement couvertes,
sans que cela tienne toujours à l'ancienneté
(*obs.* VIe. *et* X^e.) : parfois il y a un prurit
comme convulsif, des veilles continuelles, perte
d'appetit, trouble des fonctions, maigreur, dépérissement, et même la mort. (*Obs.* XXXVIIe
et XXXVIIIe.) Lorsque les enfans viennent au
monde avec cette affection, et que, par une négligence coupable, les parens ne cherchent pas à
les en débarrasser, leur accroissement est ordinairement retardé ; ils sont chétifs, leurs membres sont exigus, leur teint blême, et l'appétit
est augmenté ou perverti. (*Obs.* VIIe.) Il n'est
pas rare de voir bientôt après la guérison une
amélioration très-notable. (*Obs. ibid.*)

III². Observation.

Gale boutonneuse déclarée six heures après la contagion.

Cloart, fille, âgée de quinze ans, va danser au Palais-Poyal, dans l'après-midi du dimanche 5 juin 1821; de retour chez elle, et peu de temps après son coucher, elle commence à éprouver une démangeaison, qui augmente progressivement; le lendemain matin, à son lever, boutons opaques, prurigineux, dans l'intervalle des doigts; elle est reçue le jour suivant, 5 juin, à l'hôpital Saint-Louis. Il y avait entre les doigts et sur leurs parties latérales plusieurs boutons plus ou moins élevés, arrondis, opaques et durs, avec démangeaison assez forte. Guérison au bout de cinq jours, par des lotions avec une solution de potasse dans l'eau.

IV². Observation.

Gale ordinaire, manifestée dix ou douze heures après le contact d'une personne infectée de cette maladie.

Rouilleron, fille, âgée de vingt-quatre ans, ouvrière en casquette, coucha, le 25 décembre 1820, avec une de ses amies qui avait la gale. Le lendemain, dans la matinée, légère démangeaison entre les doigts, apparition de plusieurs petits boutons dont le nombre augmenta successivement. La malade, ignorant la nature de son affection, ne vint à l'hôpital Saint-Louis que le 23 janvier 1821 : la gale était alors assez intense, et répandue sur plusieurs parties du corps. Guérison, le 12 février, par la pommade d'euphorbe.

V^e. OBSERVATION.

Gale boutonnée, restant stationnaire pendant trois semaines, et se développant tout à coup.

Poerion, âgée de 22 ans, fille, ravaudeuse, avait couché avec une de ses camarades, qui avait la gale ; elle n'éprouva rien, les jours suivans, qui pût lui faire soupçonner l'affection qu'elle avait contractée ; mais trois semaines après, à la suite d'un emportement de colère et d'une agitation assez forte, avec sueur, elle éprouva un prurit assez considérable qui fut bientôt suivi de l'éruption de plusieurs boutons. Elle vint, au bout de quelques jours, réclamer des soins à l'hôpital Saint-Louis. Les boutons étaient opaques, saillans sur les poignets et les bras ; il y en avait un peu entre les doigts et aux aisselles ; point ailleurs. Guérison au quatorzième jour, par la pommade d'euphorbe.

VIe. Observation.

*Gale boutonnée, affectant presque toutes les
parties du corps, les pommettes et les plis
des bras exceptés.*

Fort, Adèle, fille, âgée de vingt ans, couturière, avait contracté la gale depuis quinze
jours, pour la première fois, lorsqu'elle entra
à l'hôpital Saint-Louis, le 2 juin 1821. Les
mains, les membres supérieurs, la poitrine, le
col, le dos, l'abdomen, les membres inférieurs,
même la plante des pieds, étaient, pour ainsi dire,
couverts de boutons ou d'ulcérations psoriques;
c'était une chose des plus curieuses à voir. La
région de l'occipital et le menton n'en étaient
pas exempts; les pommettes, le pli des bras, le
front, et les parties environnantes seulement n'en
laissaient point apercevoir. La démangeaison
était extrême, et de temps en temps une cuisson très-forte se faisait sentir; insomnie. (Traitement par une dissolution de savon blanc dans
l'alcohol.) Des engorgemens étant survenus dans
l'articulation du coude, on employa les émolliens et ensuite une pommade soufrée. Guérison, le 6 juillet.

VIIe. Observation.

Gale de naissance, avec amaigrissement géné-
ral, pâleur, etc.

Louis, Henri, âgé de deux mois, entra à
l'hôpital Saint-Louis, avec sa mère, le 11 juin
1821, pour une gale qu'il portait depuis l'é-
poque de sa naissance. La paume des mains,
les poignets, les bras et les avant-bras, contenaient une quantité considérable de boutons
opaques et transparens ; le dos était couvert
d'une espèce de dartre crustacée, résultant
de la déchirure des boutons, et de la dessication du fluide. On ne voyait sur les membres
inférieurs qu'une petite quantité de vésicules
presque toutes transparentes ; le corps était très-
grêle, les membres chétifs, la face amaigrie,
jaunâtre, les yeux grands et saillans. (Friction
avec une pommade soufrée.) Guérison, le 8
juillet.

Une chose remarquable, c'est l'amélioration
très-sensible qu'éprouva cet enfant par le traitement anti-psorique. A sa sortie de l'hôpital,
quelque temps après sa guérison, il était incomparablement mieux que lors de son arrivée ; il
était plus fort, et son teint était beaucoup
meilleur.

Variétés.

La plupart des auteurs ont divisé la gale en deux espèces : l'une, qu'ils appellent miliaire, canine, etc., et l'autre, humide, boutonnée ou pustuleuse. Ils en ont également fait plusieurs variétés qu'ils désignent sous le nom de dartreuse, scrophuleuse, syphilitique, scorbutique, etc. Cette dernière distinction n'est point rigoureuse ; car nous avons fait voir, au chapitre des causes, que les maladies que l'on désignait ainsi n'étaient que les dartres, la syphilis, etc., se développant sous la forme de gale.

Quelques auteurs n'ont admis dans la gale aucune espèce ni aucune variété, parce que l'ancienneté de la maladie, le traitement qu'on lui fait subir, peuvent beaucoup la modifier, et que les formes différentes sous lesquelles elle peut se montrer se rencontrent quelquefois sur le même individu.

Je n'ignore pas que la gale présente des modifications, suivant son ancienneté et le traitement que l'on met en usage ; que les diverses variétés de gale peuvent quelquefois exister simultanément sur la même personne, et qu'elles reconnaissent la même cause ; mais ces raisons suffisent-elles pour faire rejeter toute distinction ? Je ne le pense pas. Une maladie qui a un développement qui lui est propre, qui se présente presque toujours sous la même forme, qui a une terminaison qui est à peu près constante, et qui exige enfin, pour être combattue avec avantage, des moyens particuliers, doit bien évidemment former une variété de la même maladie, qui se présente sous une autre forme, se développe ordinairement d'une autre manière, et qui exige un traitement, si non différent, au moins avec des changemens essentiels. S'il en était autrement, je ne vois pas pourquoi dans une maladie vénérienne on ne réunirait pas, sous le même nom, les ulcères, les bubons, les chancres, les excroissances, les exostoses, etc., par la raison que ces diverses altérations ont pour origine une cause unique ; qu'elles se trouvent fréquemment ensemble sur le même individu, et qu'elles exigent seulement des modifications plus ou moins grandes dans le traitement ? Eh bien, la gale se trouve dans le même cas. C'est donc à tort que l'on a cherché à désigner sous la même dénomination les différentes formes sous lesquelles elle peut se présenter. Pour nous, marchant toujours sur les routes d'une rigoureuse observation, dégagés de toute prévention, et guidés par la nature même, nous allons tracer, avec toute l'exactitude possible, la description particulière des variétés de gale que nous avons cru convenable d'établir d'après les faits les plus multipliés. La distinction de ces variétés n'aurait-elle que le seul et grand avantage de guider le praticien dans le traitement, cela suffirait pour la justifier. Mais de combien d'autres avantages n'est-elle point susceptible ! Le pronostic, comme on pourra s'en convaincre par la suite, est différent dans l'une et l'autre variété ; il en est de même des symptômes, de la durée, etc., Je suis bien éloigné de chercher à compliquer l'étude de la science ; tout mon désir, au contraire, serait de contribuer à la simplifier et à écarter les obstacles qui en retardent la marche. Aussi n'est-ce que d'après une observation fréquemment répétée que j'ai établi trois variétés de gale, que je désignerai par les noms de *gale pustuleuse*, *gale miliaire*, (1) *ou canine et gale boutonneuse ou ordinaire.* Ces trois variétés sont assez tranchées dans beaucoup de cas, pour pouvoir être distinguées avec la plus grande facilité. L'utilité de cette distinction se fera surtout sentir au traitement par les modifications, et même les moyens différens que demande chacune de ces variétés. On verra que

______

(1) Le mot miliaire n'exprime point parfaitement l'idée que j'aurais voulu rendre, c'est-à-dire la petitesse des vésicules, qui sont loin d'égaler un grain de millet ; mais je me suis servi de cette expression, parce que je n'en ai point trouvé de plus exacte.

tel remède qui est particulièrement propre à
la guérison d'une variété ne convient pas à
celle d'une autre ; qu'il pourrait même être nui-
sible, en augmentant la maladie, ou bien en
la prolongeant, pour ainsi dire, indéfiniment.

Gale boutonneuse ou ordinaire.

Nous commençons par cette variété, parce
qu'elle est incomparablement plus commune
que les deux autres. Sur dix-neuf cents observations que j'ai recueillies à l'hôpital Saint-
Louis, j'ai compté dix-sept cent cinquante-sept
gales boutonneuses, soixante et une pustuleuses
simples, quarante-huit pustuleuses sur les mains
et discrètes ailleurs, et trente-quatre gales mi-
liaires. Elle s'annonce ordinairement par un
prurit modéré sur la partie qui a été soumise à
la contagion : ce prurit est moins fort que
dans la variété miliaire, et plus considérable
que dans la gale pustuleuse. Bientôt paraissent
des boutons, soulevant d'abord à peine l'épiderme, et présentant de la dureté sous le doigt.
Ces boutons prennent successivement de l'accroissement. Ils sont ordinairement durs, opaques, sans changement de couleur à la peau ;
d'autres fois, et cela s'observe le plus communément, leur sommet devient limpide, et se
remplit de sérosité, qui remplace peu à peu
le bouton. La vésicule qui en résulte est arron-

die, et n'acquiert, en général, qu'un volume
médiocre, à moins de circonstances accidentelles. La démangeaison qui les accompagne
augmente beaucoup par la chaleur du lit, par
un exercice violent, et quand on s'expose à un
feu ardent, ou aux rayons du soleil. Si le malade se livre à ses désirs, et qu'il s'arrache la
peau avec les ongles, on voit des excoriations plus ou moins grandes, irrégulièrement
arrondies, laissant à découvert le derme très-
rouge, ou d'un rouge pâle, suivant l'ancienneté de la déchirure au tour de laquelle l'é-
piderme se détache en écailles; d'autres fois,
ce sont des croûtes grisâtres ou brunâtres,
rugueuses, d'une forme et d'une grandeur
indéterminables. On observe aussi quelquefois çà et là des taches verdâtres, résultant
de la guérison spontanée de quelques boutons.
Il n'est pas rare non plus de voir des égratignures ou des boutons rouges, coniques, en-
tre-mêlés avec la gale, et accompagnés d'ardeur brûlante, ou de cuissons qui persistent plus
ou moins long-temps, suivant le traitement et
d'autres circonstances particulières. Ces boutons
non psoriques peuvent se développer par tout
le corps, moyennant une irritation suffisante;
mais ils se font plus particulièrement remarquer sur la poitrine, le ventre, la partie interne des cuisses et les aisselles, où ils prennent

quelquefois la forme de furoncles. Cette éruption inflammatoire dépend moins sans doute de la nature des parties sur lesquelles elle se développe, que des causes particulières qui la produisent, comme l'irritation, le frottement, etc. Car la maladie psorique peut se présenter dans son état de simplicité en ces endroits, de même que partout ailleurs. (*Obs.* VIIIe.)

VIIIe. OBSERVATION.

*Gale boutonnée, très-marquée sur les mains,
les cuisses, le ventre, etc.*

Leclerc, âgé de vingt ans, entra à l'hôpital Saint-Louis, le 12 novembre 1820. Il avait contracté la gale, depuis un mois. Les mains, les cuisses et les fesses étaient le siége d'un assez grand nombre de boutons opaques et de vésicules aqueuses; la partie interne des cuisses et le ventre offraient aussi quelques boutons, parfaitement opaques, et sans changement de couleur à la peau. Leclerc sortit guéri, le 23 du même mois, par une pommade sulfureuse ordinaire.

IX°. OBSERVATION.

*Éruption psorique peu nombreuse, développée
à la suite de l'administration d'un vomitif.*

Pointu, Marie, fille, âgée de trente-deux
ans, brodeuse, entra à l'hôpital Saint-Louis,
le 8 juillet 1820. Elle portait une gale boutonneuse, peu intense sur les mains et les avant-
bras, un peu plus aux poignets; il y avait aussi
des boutons opaques sur les cuisses; point sur
le ventre. L'éruption s'était manifestée depuis
huit jours, à la suite de l'administration d'un
vomitif; il y avait quatorze jours qu'elle avait
couché avec une personne affectée de la gale. Elle
sortit guérie, le 24 du même mois, à l'aide de
frictions sulfuro-alcalines, de bains et de fumigations sulfureuses.

Gale pustuleuse.

Cette variété s'annonce ordinairement par un
prurit léger et souvent à peine sensible; beaucoup plus rarement la démangeaison est forte.
On voit paraître sur les endroits qui doivent
en être le siége, de petites élévations parfaitement arrondies, avec une légère nuance rouge
à leur base : bientôt ce sont des vésicules renfermant une sérosité plus ou moins limpide,
qui augmente successivement. On ne tarde pas

à voir le liquide se troubler, et devenir blanchâtre, ou jaunâtre. La pustule varie pour l'accroissement comme pour la grosseur : ordinairement, elle est arrondie au sommet et un peu
déprimée au centre, où on aperçoit une petite
tache grisâtre, semblable à une grosse pointe
d'épingle. Cette tache se montre quelquefois
dès le commencement de la suppuration. La
base des pustules est souvent environnée d'une
espèce d'aréole inflammatoire, bornée quelquefois brusquement, et d'autres fois se con-
fondant insensiblement avec la couleur de la
peau. Dès que la gale pustuleuse est bien pro-
noncée, la suppuration a lieu presque immédiatement après l'apparition de la petite éléva-
tion qui doit former la pustule ; il n'est point
rare de voir la peau rouge, chaude et tuméfiée, avec un sentiment de tension ou de chaleur dans ces parties qui peuvent avoir acquis
un volume énorme (*Obs.* X° *et* XI°). Il y
a aussi parfois des ulcérations plus ou moins
larges, et de gros boutons rougeâtres. La sortie
du pus est naturelle, ou bienprovoquée par le
frottement ou les ongles du malade; le plus
souvent, il se concrète sur la peau, et forme
des croûtes très-variables pour la grosseur, la
forme, etc., et pouvant, jusqu'à un certain
point, faute d'une attention suffisante, en imposer pour une autre maladie, une dartre, par

exemple. (*Obs.* XVIIe.) Après un temps plus ou moins long , ces croûtes tombent , et laissent voir à leur place un nouvel épiderme, rouge ; ou bien, le pus s'amassant sous les croûtes , on peut quelquefois apercevoir le derme à nu et même des ulcères assez étendus ; dans quelques cas, il reste, à la place des pustules, des duretés rougeâtres , que je décrirai à l'article terminaison.

Il arrive assez fréquemment qu'en même temps que cette variété de gale pustuleuse existe dans certaines parties avec les caractères que je viens de lui assigner , et qui permettent parfois de l'observer dans les divers degrés de son développement ; il arrive, dis-je , que les autres parties du corps, les avant-bras , le ventre , etc. , offrent une gale *ordinaire* ou *boutonneuse* ; mais, dans un assez grand nombre de cas, la variété pustuleuse est pure et simple , et peut se développer sur les diverses parties du corps, avec les caractères qui lui sont propres (*Obs.* XIe, XVIIIe *et* XIXe.)

X[e]. Observation.

Gale pustuleuse , très-nombreuse sur les membres supérieurs , avec tuméfaction , rougeur, etc. , guérie par l'usage des émolliens.

Provindie, Françoise, fille, âgée de vingt-

cinq ans, cartonnière, entra à l'hôpital Saint-
Louis, le 24 février 1821, pour une gale contractée douze jours auparavant, en couchant
avec une galeuse. Elle avait éprouvé d'abord
sur les mains, entre les doigts et sur les poignets, un prurit modéré, suivi bientôt de l'apparition de pustules galeuses bien marquées.
Elle alla consulter, quelque temps après, un
charlatan, qui appliqua sur ces parties une pommade très-irritante. Dès lors la maladie, au lieu
de diminuer, fit, au contraire, des progrès, et
la malade vint réclamer nos soins à l'hôpital
Saint-Louis. Elle était dans l'état suivant : les
mains rouges, chaudes, douloureuses, on ne
peut plus tuméfiées; sentiment de tension et de
chaleur; quelques pustules sur le dos des mains
et entre les doigts, la base environnée d'une
aréole très-rouge, le sommet déprimé, arrondi,
avec une tache brunâtre, renfermant une matière jaunâtre; autour des poignets et sur les
avant-bras, il y avait des croûtes jaunes très-
épaisses, ressemblant à une dartre crustacée,
avec quelques pustules à sommet noirâtre et
inégal; enfin, au dessous du pli du bras, on
observait des boutons renfermant une sérosité,
qui commençait à se troubler : ils étaient en-
vironnés d'une aréole rouge, et occasionaient
une légère démangeaison. (Fomentations émollientes souvent répétées; bains tièdes, tous les

deux jours ; repos parfait de ces parties.) Le 6
mars, il y avait un mieux être très-marqué ; la
tuméfaction avait presque entièrement disparu ;
il restait encore un assez bon nombre de pustules éparses çà et là, avec des ulcérations rougeâtres, saignantes, et collant au linge. (Continuation des mêmes moyens, avec l'application
d'un linge fin légèrement enduit de cérat simple.)
Provindie sortit guérie, le 19 mars. Il existait à
l'endroit des pustules, des duretés calleuses très-
élevées et d'une couleur rougeâtre, sans aucune
démangeaison.

XIe. OBSERVATION.

Gale pustuleuse sur les mains, les avant-bras,
les aisselles et les cuisses, dans laquelle les
émolliens sont insuffisans.

Gilérin, âgée de dix-sept ans, fille, en service,
était affectée, pour la première fois, depuis
quinze jours, d'une gale pustuleuse, qu'elle
avait contractée en couchant dans des draps sales.
Lorsqu'elle vint à l'hôpital Saint-Louis, le 17 février 1821, elle portait sur les mains tuméfiées
et rougeâtres plusieurs pustules jaunes, ayant le
sommet déprimé, avec une petite tache ; il y avait
plusieurs vésicules transparentes, et d'autres renfermant une grande quantité de sérosité, qui

commençait à devenir blanchâtre. On voyait
également sur la partie antérieure des avant-
bras, aux aisselles, et sur quelques endroits des
cuisses, de petites élévations, les unes limpides,
les autres purulentes à leur naissance, avec des
excoriations rougeâtres çà et là. (Fomentations
émollientes, souvent répétées; bains tièdes, tous
les deux jours; cataplasmes émolliens.) Ces
moyens, continués pendant trois semaines,
amenèrent du soulagement; mais une chose remarquable, c'est qu'à mesure que les croûtes des
mains ou des poignets tombaient, de nouvelles
pustules légèrement prurigineuses se développ-
paient, et renouvelaient l'affection psorique.
Cependant, un mois s'étant écoulé, et la maladie ne paraissant avoir aucune tendance à une
terminaison spontanée, nous employâmes la
pommade de ciguë, et la guérison eut lieu en
douze jours. Il restait autour des poignets des
éminences arrondies, rougeâtres, résistantes,
et ressemblant, pour la consistance, à une substance cartilagineuse : le pourtour de leur base
était rouge, et cette rougeur disparaissait par
la pression des doigts, pour reparaître bientôt.
Nous vîmes la malade trois semaines après; elle
avait pris plusieurs bains tièdes; la rougeur de ces
espèces de callosités avait presque entièrement
disparu, mais elles étaient encore dures, et n'a-
vaient diminué que très-peu de volume. Nous lui

conseillâmes de prendre quelques douches de vapeurs sur ces parties. Nous n'eûmes plus occasion de la revoir; ce qui nous fait présumer que ces moyens ont réussi.

Gale miliaire.

Elle est ordinairement précédée d'une démangeaison très-forte, et quelquefois même, pour ainsi dire, insupportable. Ce prurit augmente beaucoup par la chaleur, et surtout par celle du lit; alors les malades cherchent du soulagement en se grattant. Bientôt après, il paraît une multitude de petites élévations, à peine visibles à l'œil nu, mais très-distinctes à la loupe; elles sont assez ordinairement coniques, et leur sommet se remplit bientôt d'une sérosité limpide peu abondante, qui persiste très-long-temps dans le même état, à moins de circonstances accidentelles. (*Obs.* XIIe *et* XIIIe.) D'autres fois, lorsqu'on examine très-attentivement la peau avec une bonne loupe, on aperçoit une foule de petites granulations, les unes d'une couleur légèrement rouge, et les autres sans changement de couleur à la peau; elles prennent ensuite de l'accroissement, et deviennent sensibles à l'œil nu, en n'acquérant cependant que très-peu de volume. (*Obs.* XIIe *et* XIIIe.) Quelquefois la base des petites vésicules ou des petits boutons purulens est environnée d'une teinte rosée; d'autres fois, cette rougeur n'est pas bien sensible, même avec le secours de la loupe. Il n'est pas rare de voir çà et là beaucoup de petits boutons rouges et la peau également rougeâtre, dans une plus ou moins grande étendue, formant, pour ainsi dire, des espèces de plaques, qui sont le produit de l'irritation, et qu'il ne faudrait pas prendre pour la gale; car les moyens que l'on mettrait en usage pour les dissiper ne feraient qu'augmenter leur intensité. En général, les vésicules ou les petits boutons qui forment cette variété sont très-nombreux et rapprochés les uns des autres : la démangeaison est quelquefois portée à un tel point, qu'il en résulte une insomnie complète, et que les malades sont obligés de quitter leur lit. (*Obs*. XIVe.) Si, voulant satisfaire leur désir, ils se grattent sans ménagement, ils éprouvent bientôt une cuisson très-forte, et, en examinant alors le corps, on y aperçoit de très-petites déchirures, qui laissent suinter un liquide jaunâtre ou rougeâtre; quelfois ce sont des gerçures et des égratignures : plus tard, paraissent de petits points jaunâtres, comme brillans, ou bien brunâtres, résultant de la dessication du fluide épanché. Il n'est pas rare de voir des petites lamelles jaunâtres, provenant de la même cause, ou l'épiderme s'en aller par écailles. On observe parfois un prurit très-considérable, sans rien apercevoir sur la peau. Cette variété est rarement susceptible de changer de caractère. On la trouvera presque toujours sous la forme que je viens de décrire; quelquefois cependant les boutons rougeâtres dont j'ai parlé prennent de l'accroissement par la persistance des causes; mais ici, comme dans toutes les maladies éruptives, on trouvera toujours des traces de son premier développement, et à l'aide des moyens qui seront indiqués au diagnostic, il sera facile de la distinguer.

XIIe. OBSERVATION.

Gale miliaire, siégeant sur diverses parties du corps, et guérie au bout de vingt-deux jours, par des frictions sulfuro-alcalines et des bains simples, alternativement, avec des fumigations sulfureuses.

Rochouard, Charlotte, fille, âgée de dix-sept ans, cotonnière, entrée à l'hôpital Saint-Louis, le 11 juillet 1820, pour une gale qu'elle portait depuis douze jours, nous présenta les phénomènes suivans : Petites vésicules coniques, quelques-unes légèrement arrondies, transparentes, et fort nombreuses sur le dos des mains, sur les avant-bras, entre les doigts; prurit très-considérable. Depuis huit jours environ, ces vésicules n'avaient point changé d'état; l'aisselle droite était légèrement rougeâtre, couverte de sérosité jaunâtre, et elle était très-prurigineuse; les jambes, les fesses et le dos étaient le siége de vésicules semblables à celles des membres supérieurs.

Elle sortit parfaitement guérie le 3 août. Il est à noter que l'éruption avait commencé par les doigts, et que quelques jours auparavant Rochouard avait mis les gants d'une galeuse.

XIIIᵉ. Observation.

Gale miliaire nombreuse existante depuis six mois, et terminée au vingtième jour par les moyens ut suprà.

Guichard Brigitte, fille, âgée de trente-deux ans, journalière, entra à l'hôpital Saint-Louis le 9 mai 1820, pour une gale qu'elle portait depuis six mois. Il y avait une foule de vésicules fort petites, transparentes, quelques unes légèrement opaques, d'autres ne présentant qu'une légère saillie de l'épiderme et un assez bon nombre de petits points noirâtres, ou de légères excoriations sur le dos des mains, la partie antérieure des avant-bras, les jambes, les cuisses, le ventre, la poitrine et même sur la face. Le sommet en était transparent, la base ne présentant pas d'aréole rouge ; démangeaison très-vive , surtout quand la malade se mettait dans le lit , ou qu'elle s'approchait d'un foyer ardent. Elle sortit le 29 mai.

XIVe. OBSERVATION.

Gale miliaire accompagnée d'une démangeaison très-considérable.

Dupré, fille, âgée de dix-sept ans, avait depuis un mois une gale qu'elle avait contractée pour la troisième fois. Elle entra à l'hôpital Saint-Louis le 14 novembre 1820. On remarquait sur la partie antérieure des poignets et des avant-bras une quantité énorme de vésicules peu saillantes, légèrement pointues, se touchant pour ainsi dire ; il y en avait aussi beaucoup aux aisselles , aux cuisses et aux jarrets. Le prurit était insupportable quand la malade se mettait au lit, et il arriva même, plusieurs fois, qu'elle fut obligée de se lever pour se soustraire à ce prurit, qu'elle ne pouvait peindre par une expression assez forte. Elle sortit guérie le 23 novembre, après avoir pris neuf fumigations sulfureuses pour tout traitement. Les démangeaisons diminuèrent à mesure que le nombre de fumigations s'accrut.

Siége.

Le siége de la gale est différent suivant les variétés : la gale boutonneuse se présente le plus

communément dans l'intervalle des doigts, surtout entre le pouce et l'indicateur, à la partie
antérieure des poignets et des avant-bras, sur la
poitrine, aux aisselles et à la partie interne des
bras et des cuisses ; on l'observe aussi quelquefois bien manifestement à la face, au col, à la
paume des mains, à la plante des pieds et même
au cuir chevelu. (*Obs.* XVe.) Presque tous les auteurs regardent les plis des articulations comme
étant les endroits les plus fréquemment affectés
de gale ; mais ces auteurs n'ont fait sans doute
que se répéter les uns les autres sans vérifier le
fait ; car, d'après nos observations sur plus de dix-
neuf cents galeux, ces endroits sont peut-être
ceux qui en sont les moins fréquemment affectés ;
je n'ai vu que dans des cas très-rares ces parties
atteintes de gale, et j'ai vu très-communément
le corps entier pour ainsi dire couvert de boutons
psoriques, les plis des bras seuls ou presque seuls
exceptés. (*Obs.* VIe. XVe. et XXe.)

La variété miliaire occupe ordinairement le
dos des doigs et des mains, le pourtour des poignets, la partie antérieure des avant-bras, les
aisselles, les plis des bras quelquefois, etc.
(*Obs.* XVIe.)

La pustuleuse peut se développer comme les
précédentes sur toutes les parties du corps ; mais
on la voit plus communément occuper les mains,
le pourtour des poignets, les aisselles, les fesses ;

les genoux, les avant-bras, la paume des mains, etc. (*Obs.* XIe., XVIIe., XVIIIe. *et* XIXe.)

XVe. OBSERVATION.

Gale boutonneuse siégeant en divers endroits, notamment à la nuque, au cuir chevelu et à la paume des mains.

Toussaint, Catherine, âgée de quarante-six ans, journalière, entra à l'hôpital Saint-Louis le 2 septembre 1820. Elle était affectée de la gale depuis quatre mois, pour la seconde fois : la première, il y avait dix ans ; tout le corps était recouvert de taches verdâtres, de duretés et de petites croûtes jaunâtres avec quelques boutons çà et là ; les jointures des bras n'en contenaient pas ; il y avait seulement quelques vésicules à leur face interne ; la nuque présentait beaucoup de boutons opaques, élevés et croûteux ; tout le cuir chevelu dans divers points de son étendue, ainsi que la paume des mains, en offraient également de très-bien caractérisés avec un prurit assez fort. Toussaint avait contracté la gale en couchant avec une personne galeuse, et l'éruption s'était montrée d'abord sur les cuisses, puis avait gagné successivement les autres parties avec une démangeaison modérée.

Elle sortit guérie le 20 septembre, à l'aide

d'une pommade composée avec le précipité blanc.

XVI°. Observation.

Gale miliaire ayant son siège sur les doigts, le dos des mains, la partie antérieure des poignets et la plante des pieds.

Guérard, Marguerite, âgée de trente-six ans, avait la gale depuis huit jours, pour la première fois, lorsqu'elle entra à l'hôpital Saint-Louis le 21 novembre 1820. A son arrivée, on remarquait des vésicules très-petites, la plupart transparentes; des petits points brunâtres sur les mains et les doigts; il y avait quelques croûtes jaunes entre le pouce et l'indicateur de la main droite. La partie antérieure des avant-bras et la partie interne des cuisses étaient aussile siége d'une pareille éruption; prurit très-fort, surtout le soir en se mettant au lit, ou bien en s'exposant aux rayons solaires : guérison complète le 8 décembre, par la pommade indiquée ci-dessus.

XVII°. Observation.

Gale pustuleuse sur les fesses et les cuisses : guérison par les émolliens.

Toulouse, Marguerite, âgée de seize ans, brodeuse, était affectée pour la première fois depuis six semaines, d'une gale pustuleuse qu'elle avait gagnée en couchant avec la nommée Gilerin qui fait le sujet de l'observation XIe.; la contagion paraissait être due aux linges dans lesquels elles avaient couché; car la gale s'était développée en même temps chez ces deux filles qui se rencontrèrent également toutes les deux à l'hôpital Saint-Louis. Toulouse y entra le 15 mars dans l'état suivant : les fesses et la partie postérieure et supérieure des cuisses présentaient une large plaque, épaisse, bosselée avec des enfoncemens rugueux, de couleur grisâtre et brunâtre; l'épaisseur paraissait en être, dans certains endroits, au moins d'un demi-pouce; cette vaste croûte était le résultat de la sortie du pus des pustules psoriques qui avaient été déchirées par la malade en se grattant, et en se tenant assise. Il y avait une suppuration abondante; la chemise adhérait intimement toutes ces parties malades, et nous ne parvînmes à l'en détacher que par des lotions émollientes. C'était une chose horrible à voir ! un peu au-dessous, il y avait quelques grosses pustules avec une aréole rouge à leur base ; la démangeaison était forte, et alternait avec un sentiment de tension. Cette pauvre fille ne pouvait se coucher que sur le ventre ; elle était obligée de faire le moins de mouvemens possibles à cause du tiraillement qu'en éprouvait la partie malade. Deux bains tièdes firent tomber cette masse de croûtes et laissèrent le derme rouge à nu ; des applications de linges fins enduits de cérat simple , et quelques bains tièdes avec des fomentations de même nature apportèrent une prompte guérison. Toulouse sortit de l'hôpital le 7 avril.

XVIIIe. Observation.

Gale pustuleuse occupant les mains.

Petit , Jeanne , fille, âgée de 17 ans , avait, pour la première fois , une gale pustuleuse depuis trois mois, que lui avait communiquée une personne avec laquelle elle avait couché. A son entrée à l'hôpital , le 10 mars , on observait sur les mains et les poignets des boutons ovoïdes, transparens , et d'autres purulens ; il y avait aussi entre les doigts, surtout entre le pouce et l'indicateur, des croûtes jeaunâtres , gercées , assez épaisses ; la démangeaison était forte le soir, peu pendant le jour. Cette malade était en outre affectée d'une phthisie pulmonaire , et d'exostoses vénériennes au coronal et au tibia gauche. Elle sortit guérie de sa gale le 7 avril , par une pommade composée avec le muriate de soude , et quelques bains locaux émolliens de temps en temps.

XIXe. OBSERVATION.

Gale pustuleuse occupant le pourtour des deux genoux, la partie supérieure et interne des jambes ainsi que les aisselles.

La nommée.., âgée de dix-sept ans, entra à l'hôpital Saint-Louis le 31 mars, pour une gale pustuleuse qu'elle avait contractée, pour la première fois, depuis trois semaines, en couchant avec une galeuse. Les aisselles offraient un suintement séreux, jaunâtre, avec des croûtes rugueuses; les genoux étaient un peu gonflés, chauds et légèrement rouges. On observait, tout autour, beaucoup de pustules plus ou moins élevées, jaunes au sommet, rouges à la base; elles avaient commencé par des vésicules remplies de sérosité. Il y avait en outre beaucoup de ces pustules dont le sommet était arraché, et fournissait une matière purulente colant au linge. On observait les mêmes phénomènes sur la partie latérale et interne des jambes; les jarrets et les autres parties du corps n'en contenaient pas. La démangeaison était modérée.

Des cataplasmes émolliens furent placés autour des genoux pendant quelques jours, et suivis de l'application de linges enduits de cérat soufré pour un genoux, et de cérat simple pour l'autre;

la guérison s'opéra des deux côtés en même temps.
Le genou sur lequel on appliqua du cérat soufré,
resta prurigineux un peu plus long-temps que
celui du côté opposé, qui avait été traité par du
cérat simple.

La guérison ne fut complète que le 8 mai.

Marche.

La marche de cette maladie est ordinairement
continue ; cependant elle présente quelquefois
des rémissions assez marquées : ainsi, par exemple, un très-grand froid peut, dans certains cas,
faire disparaître en partie, momentanément,
une gale récente ; tandis que la chaleur, au
contraire, augmente très-souvent l'éruption.
Nous entendons dire tous les jours aux malades
que, lorsqu'ils ont froid, leur gale *rentre*, pour
me servir de leur expression, et que lorsqu'ils ont
chaud, elle se développe considérablement. Dans
quelques cas elle paraît guérie ; on ne voit plus
aucun bouton sur la peau, et bientôt après elle
reparaît avec une nouvelle intensité. Un phénomène très-remarquable, que nous avons vu plusieurs fois à la clinique interne de l'hôpital Saint-
Louis ; c'est la disparition presque complète de la
gale pendant l'accouchement. (*Obs.* XXe.) Mais,
après un certain temps, l'éruption psorique se propage de nouveau et se rétablit ordinairement sur
diverses parties du corps. On la voit aussi quel-

quefois disparaître presque entièrement pendant le cours d'une maladie aiguë. (*Observ*. XXI°.)

Il n'arrive point ici ce qui se remarque assez fréquemment dans le prurigo, c'est-à-dire, un accroissement d'intensité à l'époque de la menstruation ; du moins, nous ne l'avons jamais observé. La marche de la gale est ordinairement plus rapide chez les jeunes gens que chez les vieillards, et chez les personnes dont la peau est douce, délicate, que chez ceux où elle est dure et coriace.

XX°. OBSERVATION.

Gale boutonneuse affectant la face, la nuque, tout le col, la paume des mains et presque toutes les parties du corps, les plis des bras exceptés; disparition presque complète pendant l'accouchement.

Ravanelle, Marie-Françoise, fille, âgée de vingt-deux ans, nous fut envoyée par la préfecture pour une gale qu'elle avait depuis quinze jours, pour la seconde fois. Il y avait deux ans et demi qu'elle avait eu sa première, dont elle avait été bien guérie. A son entrée à l'hôpital, elle en était au terme de sa grossesse, et elle éprouvait déjà les premières douleurs de l'enfantement. Le pourtour de la mâchoire inférieure, le col, la poitrine, les épaules, le ventre, les mains, les poignets, les avant-bras, ainsi que les cuisses et les jambes, offraient une foule de boutons, les uns opaques, sans changement de couleur à la peau; les autres vésiculeux, transparens, et enfin des excoriations plus ou moins grandes; on n'en observait point aux plis des bras. L'affection psorique fut abandonnée à elle-même pour être traitée après l'accouchement, qui eut lieu le 2 juin 1821. Les jours suivans, nous vîmes l'éruption diminuer peu à peu; et le 15 juin, il n'y avait plus que quelques boutons psoriques bien marqués sur la main droite: (Frictions sulfuro-alcalines; guérison en huit jours.)

XXIe. Observation.

Gale boutonneuse, disparaissant, en grande partie, pendant le cours d'une affection aiguë de poitrine développée à la suite d'une fumigation sulfureuse.

Lacour, Adèle, fille, âgée de vingt-trois ans, brunisseuse, avait la gale, depuis quatre mois, lorsqu'elle entra à l'hôpital Saint-Louis, le 30 septembre 1820; elle avait déjà eu trois fois la même affection, et elle était guérie de sa dernière depuis quatre ans.

A son entrée, elle nous présenta sur les mains,
les poignets, les avant-bras et la poitrine, beaucoup de vésicules transparentes, d'élévations rugueuses et inégales, et d'excoriations plus ou
moins grandes. Elle fut mise à l'usage des fumigations sulfureuses, pour tout traitement : la
première ne produisit que du malaise et de la
céphalalgie; la seconde, qui fut administrée
le 4 octobre, détermina une pleuro-pneumonie
intense, pendant laquelle la gale disparut presque totalement. La malade, guérie de son affection de poitrine, ne voulut point rester pour
faire un traitement anti-psorique; elle revint
quelque temps après avec une gale dont l'éruption était fort nombreuse.

Durée.

Il est impossible de déterminer la durée de
la gale; cette maladie, abandonnée à elle-même,
ne fait que se propager et s'accroître de jour
en jour, en revêtant des formes plus ou moins
variables. Cependant il paraîtrait, d'après nos
observations, que la cause de la contagion,
quelle qu'elle soit, peut, dans certaines circonstances, s'éteindre, et la maladie disparaître,
sinon d'elle-même, au moins par le secours
de moyens très-simples, et incapables par eux-
mêmes de détruire la cause de la contagion
si elle existait encore. (*Observ.* X^e. *et* X VIIe.)

Je ne fais d'ailleurs qu'énoncer le fait pour être soumis au creuset d'une nouvelle observation.

Le traitement que l'on met en usage, l'ancienneté de la maladie, son intensité, ses variétés, les dispositions individuelles, les complications, etc., peuvent faire varier beaucoup la durée de cette affection.

Ce qui a rapport au traitement est d'une trop grande évidence pour que je croie devoir m'y arrêter. Quant à l'ancienneté, les auteurs pensent qu'une gale récente guérit plus rapidement que celle qui existe depuis très-long-temps. Nous ne pouvons pas tout-à-fait partager leur opinion; car nous avons remarqué assez souvent que les gales anciennes ont disparu plus promptement, ou en même temps, et rarement plus tard que les gales récentes, par le même traitement, les individus portant, à peu près, la même quantité de boutons psoriques. (*Obs.* XXIIe., XXIIIe. *et* XXIVe.) Nous avons encore fait les mêmes remarques dans le traitement par les fumigations sulfureuses.

Cela tient-il à ce que la maladie se présente ordinairement sous une forme différente dans l'un et dans l'autre cas, et qu'alors les médicamens agissent avec plus ou moins de force? ou bien cela dépend-il de quelques dispositions particulières? Ces deux circonstances ont bien pu souvent y avoir quelque part. Je suis aussi porté à croire que, dans les gales anciennes, il existe un commencement de dégénération de la maladie, qui peut, jusqu'à un certain point, en rendre le traitement plus facile dans beaucoup de cas, quand toutefois cette dégénération n'est point trop considérable ; car alors la peau, diversement altérée et recouverte comme d'une espèce de dartre, est plus ou moins long-temps à reprendre son premier état.

Mais une chose qui fait bien plus fréquemment varier la durée, et à laquelle, en général, on n'a pas fait une assez grande attention, c'est l'intensité de la gale. Il est très-commun de voir des personnes affectées de cette maladie à peu près en même temps, les unes guérir au bout de cinq à six jours, par exemple, et les autres au bout de dix ou douze jours par les mêmes moyens ; et cela, parce que, dans le premier cas, l'éruption était très-peu considérable, tandis que dans le second, au contraire, elle était fort nombreuse.

Les variétés de la gale apportent aussi des changemens dans la durée ; nous avons remarqué qu'en général, la variété miliaire était plus rebelle que la boutonneuse, et que cette dernière guérissait moins vite que la pustuleuse. Le traitement que l'on met en usage peut cependant faire varier les résultats ; c'est ainsi que nous avons remarqué que les fumigations sul-

fureuses , administrées seules , guérissaient plus
promptement la gale miliaire et boutonneuse
que la pustuleuse ; et que la miliaire cédait encore plus promptement que la boutonneuse.
(*Observ.* XXVe. *et* XXVIe.) Ce qui arrive pour
les fumigations sulfureuses pourrait sans doute
avoir lieu pour plusieurs autres moyens; ainsi
donc la durée peut varier suivant les variétés,
et suivant le traitement employé dans chaque
variété.

Il y a aussi certaines constitutions chez lesquelles la maladie semble résister davantage
que chez d'autres qui paraissent se trouver à
peu près dans les mêmes circonstances. Je dis
à peu près , car il est impossible de trouver
deux individus parfaitement dans le même cas.
(*Observ.* XXVIIe. *et* XXVIIIe.)

Enfin les complications en rendent également
la durée variable, soit à cause du choix des
moyens que l'on est obligé de faire , soit à cause
de la suspension momentanée de ces moyens , etc.
Ainsi, par exemple , dans une gale compliquée de pneumonie chronique , on n'administrera pas des fumigations sulfureuses , ni des
bains alcalins ou autres moyens analogues ; il en
sera de même du catahrre pulmonaire , etc, etc.

On sera même quelquefois obligé de suspendre le traitement le mieux approprié, ce qui
pourra retarder beaucoup la guérison.

Nous ne pouvons affirmer, avec la plupart des auteurs, que la gale guérisse plus promptement en été qu'en hiver.

Nous n'avons rien remarqué de particulier relativement à l'âge ni au tempérament : on assure cependant que la guérison s'obtient plus promptement, en général, dans la jeunesse que dans la vieillesse.

Quant au sexe, nous avons cru remarquer que les femmes guérissaient plus vite que les hommes par certaines méthodes de traitement (les fumigations sulfureuses, par exemple; *voyez* les tableaux pag. 130 et 131), tandis que par d'autres méthodes, notamment par l'emploi de certaines pommades très-irritantes, le contraire avait lieu.

XXIIe. OBSERVATION.

Gale boutonneuse existante depuis quinze jours, et guérie au dix-septième jour par des frictions sulfuro-alcalines.

Demasse, Pierre, garçon, âgé de trente-six ans, imprimeur, entra à l'hôpital Saint-Louis le 9 octobre 1820, pour y être traité de la gale dont il était atteint depuis quinze jours; c'était la seconde fois. On observait sur les avant-bras et les poignets des boutons peu nombreux, ainsi que sur la poitrine avec une démangeaison forte sous, les jarrets. Il sortit guéri par les frictions sulfuro-alcalines, le 26 octobre.

XXIIIe. Observation.

Gale boutonneuse existante depuis cinq mois et guérie au douzième jour par le moyen ut suprà.

Renaud, garçon, âgé de dix-huit ans, gazier, avait contracté la gale depuis cinq mois, pour la quatrième fois, quand il entra à l'hôpital Saint-Louis le 9 octobre 1820 : boutons opaques assez nombreux et très-prurigineux en dehors des cuisses; beaucoup en dedans; quelques uns seulement sur les avant-bras. Guérison complète le 21 octobre.

XXIVe. Observation.

Gale boutonneuse existante depuis trois se- maines et guérie au huitième jour. (traitem. ut suprà.)

Bouquet, garçon, âgé de trente-trois ans, do- mestique, était affecté pour la troisième fois d'une gale qu'il portait depuis trois semaines, quand il entra à l'hôpital Saint-Louis le neuf oc- tobre 1820. Il y avait entre les doigts, autour des ongles ét sur les avant-bras, des boutons opaques assez élevés ; on en observait aussi quelques-uns sur la poitrine, l'abdomen et la partie interne des cuisses ; démangeaison modérée. Guérison opérée le dix-sept octobre par le moyen ci-dessus.

XXVe. Observation.

Gale miliaire guérie au dixième jour par huit fumigations sulfureuses.

Mangin, fille, âgée de dix - sept ans , était affectée de gale pour la première fois depuis deux mois. A son entrée à l'hôpital le cinq novembre, elle avait une gale miliaire assez peu nombreuse sur les mains, entre les doigts et aux jambes. Elle sortit guérie le quinze novembre après avoir pris huit fumigations sulfureuses.

XXVIe. Observation.

Gale boutonneuse guérie au quatorzième jour par douze fumigations sulfureuses.

Perlat, fille, âgée de vingt quatre ans, cotonnière, avait la gale depuis six semaines, pour la première fois, quand elle entra à l'hôpital Saint-Louis le dix-huit novembre 1820. Plusieurs

boutons opaques entre les doigts , sur les avant-
bras et aux aisselles , quelques uns sur les cuisses;
démangeaison peu forte. Guérison le 2 décembre
après douze fumigations sulfureuses.

XXVIIe. Observation.

Gale boutonneuse guérie avec six fumigations
alcoholiques.

Magny, Sophie , fille , âgée de dix sept ans ,
couturière , était atteinte de gale pour la première fois depuis trois semaines , lorsqu'elle entra
à l'hôpital Saint – Louis le 10 mars 1821. On
observait sur les avant-bras une quantité assez
considérable de boutons opaques , peu saillans
et quelques petites écorchures. Les pieds et les
jambes offraient les mêmes phénomènes ; la
guérison fut complète le vingt-un mars , après
six fumigations alcoholiques.

XXVIIIe. Observation.

Gale boutonneuse résistant à trente fumiga-
tions alcoholiques et à l'usage des émolliens ;
ne faisant qu'augmenter par une pommade
de muriate de soude, et cédant enfin à une
pommade composée de soufre et de savon noir.

Druart, fille, âgée de dix-sept ans, chapellière,
avait la gale , pour la première fois , depuis trois

semaines, quand elle vint à l'hôpital Saint-Louis. Elle avait sur les poignets, entre les doigts, surtout entre le pouce et l'indicateur, beaucoup de boutons opaques et quelques uns transparens; on en observait également aux aisselles, un peu sur les mamelles, et quelques uns sur les cuisses; la démangeaison était assez forte. On la mit à l'usage des fumigations alcoholiques; elle en prit trente, pendant l'administration desquelles elle éprouva tantôt de la céphalalgie et des palpitations, tantôt du resserrement à l'épigastre et d'autres fois de l'oppression et de la gêne pour respirer. Après la vingt-quatrième fumigation, les boutons disparurent en partie; mais de nouvelles vésicules transparentes et prurigineuses se montrèrent sur le dos et les mains avec plusieurs éruptions anomales; on continua les fumigations jusqu'à trente; on les cessa alors pour mettre la malade à l'usage des bains tièdes et des émolliens pour tout traitement; trois semaines se passèrent sans changement notable, la démangeaison étant toujours assez forte. Des frictions avec une pommade composée de parties égales de graisse et de muriate de soude, continuées pendant un mois, ne firent qu'empirer la maladie : il se forma des espèces de petites dartres arrondies, comme lichénoïdes en diverses parties du corps, environnées de boutons prurigineux, se développant chaque jour. Les frictions ayant été remplacées par des lotions émollientes pendant dix jours ; les petites plaques dartreuses disparurent ; de nouveaux boutons prurigineux , transparens ou opaques, continuèrent à se développer entre le pouce et l'indicateur , entre les doigts et sur les poignets , et la plupart étaient arrachés par les ongles de la malade. Usage de la pommade de savon noir et de soufre ; un peu de cuisson les premiers jours ; on continua cette pommade en ayant soin de n'en mettre qu'en petite quantité sur les boutons eux-mêmes ; on y joignit des bains locaux émolliens : la guérison eut lieu en huit jours ; et Druart sortit de l'hôpital le 21 juin 1821.

Terminaisons.

Les terminaisons de cette maladie sont différentes suivant les variétés ; nous avons vu précédemment que lorsque la variété pustuleuse prenait un caractère très-intense par une forte irritation, elle paraissait pouvoir se terminer spontanément par les seuls efforts de la nature, ou au moins par des soins de propreté (*Obs.* XVIIe.) ; dans cet état d'inflammation considérable et de suppuration abondante qui en résulte, la cause de la contagion peut-elle être détruite ? Il n'y a guère que cette variété pustuleuse qui soit susceptible de se terminer quelquefois sans traitement antipsorique ; or, comme nous savons que cette variété est assez rare , il en résulte qu'en général la gale ne guérit pas sans un traitement spécial.

Lorsque les croûtes résultantes de la dessiccation du liquide contenu dans les pustules, sont tombées on voit quelquefois, à leur place des espèces de callosités, plus ou moins élevées, arrondies, ordinairement d'un rouge pâle, d'une consistance comme cartilagineuse , et dont le pourtour est rougeâtre. (*Obs.* X^e. *et* XIe.) Ces callosités restent quelquefois fort long-temps après la guérison.

La variété boutonneuse ne tend qu'à s'accroître tous les jours quand elle est abandonnée à elle-même ; après sa disparition , on remarque , en certain cas, des rougeurs sur la peau, ou des tâches plus ou moins grandes , quelquefois verdâtres ; ce sont, dans quelques occasions , des espèces de vergetures ; mais ces phénomènes ne s'observent guère que dans les gales dont l'éruption est nombreuse et souvent ancienne ; ils disparaissent le plus souvent dans un temps assez court. Les vésicules qui contiennent de la sérosité semblent se terminer quelquefois par résolution ; car, en examinant à la loupe les points divers qu'elles avaient affecté, il est des cas où on ne voit pas que l'épiderme ait été enlevé , comme il l'est plus généralement.

La variété miliaire ne laisse souvent après sa guérison aucune trace de son existence.

A la fin du traitement de la gale , on observe assez fréquemment des furoncles ou des abcès qui se dissipent d'eux-mêmes , ou à l'aide de doux laxatifs ; leur siége ordinaire est aux aisselles ; on en observe aussi quelquefois aux plis des bras, aux fesses, à la région lombaire, sur les jambes, etc. On voit également dans quelques cas, après la guérison, des vésicules transparentes sans dureté à leur base, ordinairement non prurigineuses, et disparaissant seules sans former de croûtes. Un traitement non méthodique peut donner à la gale des formes herpétiques. (Voyez le traite- ment des complications.)

La gale en général se termine par la santé ; ce- pendant elle finit quelquefois par la mort , c'est presque toujours chez les enfans en bas âge que cela se remarque. (*Obs.* XXXVII*. et* XXXVIII*.)

Lorsque cette maladie est abandonnée à elle- même pendant long-temps , et qu'on ne cherche point à trouver des moyens de guérison, il en résulte des accidens très-graves ; la peau s'altère considérablement, elle devient dure, rugueuse, inégale, sillonnée, et se recouvre de croûtes très- variables pour la forme, et au-dessous des quelles s'amasse quelquefois du pus qui produit des ul- cères plus ou moins grands ; il se manifeste çà et là sur diverses parties du corps des furoncles ou des abcès, le tact perd beaucoup de sa délicatesse, et les fonctions cutanées sont troublées ou même entièrement perverties ; les sujets deviennent maigres et exténués ; leur teint est pâle et jaunâtre ; il y a perte de l'appétit, quelquefois vomissement des matières ingérées ; enfin, l'insomnie et la fièvre hectique terminent cet état déplorable. Selon les auteurs, la gale peut encore se terminer par des squirrhes, des cancers, etc., etc. Nous n'avons jamais observé ces terminaisons. Je ferai seulement remarquer que beaucoup d'auteurs ont regardé trop légèrement comme effets de la gale, des maladies qui se sont développées pendant son cours, ou quelque temps après, et qu'on pourrait attribuer avec autant de raison à toute autre cause qu'à la gale.

On parle aussi de métastases fréquentes et d'accidens nombreux qui en ont été la suite ; mais comme ces effets fâcheux dépendent presque toujours d'une mauvaise méthode curative, nous renvoyons au traitement des accidens pour ce que nous avons à dire à ce sujet.

Diagnostic.

On regarde généralement le diagnostic de la gale comme très-facile ; mais il n'en est cependant pas toujours ainsi : pour reconnaître cette maladie, il faut souvent une attention soutenue et une grande habitude d'observation. Les médecins qui regardent le diagnostic de la gale comme toujours facile, n'ont point observé les galeux en très-grand nombre ; ils n'ont point fait la comparaison de cette maladie avec les éruptions anomales très-nombreuses qui peuvent se développer sur la peau à la suite de circonstances très-diverses ; et ce n'est cependant que par cette comparaison que l'on peut isoler la gale des autres éruptions qui peuvent lui ressembler par quelque point. Nous pouvons même dire que malgré les recherches très-nombreuses que nous avons faites pour la distinguer *à priori*, de toute autre éruption, nous avons trouvé des cas particuliers dans lesquels nous avons été obligés de suspendre notre jugement. On nous a quelquefois envoyé des autres hôpitaux de Paris des malades qu'on croyait avoir la gale et qui ne l'avaient cependant pas. A l'hôpital Saint-Louis même, la personne chargée de la réception des malades se laisse tromper, chaque jour, par des individus qui se sont gratté fortement la peau pour se l'arracher et faire naître de petites éruptions de boutons; par d'autres qui se sont fait des piqûres d'épingles pour simuler la gale, et par un plus grand nombre, encore qui n'ont que des éruptions psoriformes qui disparaissent d'elles-mêmes.....

De ces erreurs de diagnostic, je me contenterai d'en rapporter quelques unes à l'appui de ce que je viens d'avancer.

XXIXe. OBSERVATION.

Éruption anomale envoyée de l'Hôtel-Dieu pour
une gale à l'hôpital Saint-Louis.

Ducret, âgée de soixante deux ans, blanchisseusse , était à l'Hôtel-Dieu pour une affection abdominale , lorsqu'il lui survint, sans causes connues, une éruption psoriforme sur diverses parties
du corps ; elle fut évacuée comme galeuse sur l'hôpital Saint-Louis, le 19 mai 1821. A son entrée,
nous aperçûmes sur les bras en dehors et en dedans,
une éruption de petits boutons ramassés, les uns
légèrement rouges, les autres ayant le sommet
arraché , et laissant apercevoir de petites excoriations semblables à celles que l'on remarque
dans la plupart des gales ; il y en avait beaucoup
sur le dos et les lombes , un peu sur les avant-
bras et davantage aux plis des bras ; la peau,
examinée à la loupe, était rougeâtre dans plusieurs
endroits ; on n'apercevait point de ces petites éminences dures, sans changement de couleur à la
peau que l'on observe souvent dans la gale ; il n'y
avait pas non plus de vésicules aqueuses ; l'intervalle des doigts ni les poignets ne contenaient
point de boutons ; il y avait une démangeaison
assez forte interrompue par un sentiment de
cuisson qui persistait ordinairement quelque

temps; point d'exacerbations le soir. Nous reconnûmes bientôt que cette malade n'avait qu'une
légère éruption survenue accidentellement pendant sa maladie, et qu'elle n'avait nullement la
gale ; c'est pourquoi elle fut mise à l'usage des
lotions émollientes sur la peau, et des bains
tièdes. L'éruption disparut entièrement, et Ducret sortit le 1er. juin, ayant resté plusieurs jours
de plus qu'elle ne le devait, afin de voir si l'éruption ne récidiverait pas, et, en effet, il n'y eut
point de récidive.

XXXe. Observation.

*Éruption vésiculeuse reçue à l'hôpital Saint-
Louis pour une gale.*

Lefebvre, Françoise, âgée de dix-huit ans,
n'avait jamais eu la gale, lorsqu'elle vit paraître, tout à coup, sur les bras, la poitrine et
le dos, plusieurs vésicules transparentes et prurigineuses ; elle vint quelques jours après à la
consultation de l'hôpital Saint-Louis, où elle
fut reçue pour la gale, le quatre novembre
1820. A son entrée, elle avait beaucoup de vésicules sur la partie supérieure de la poitrine et
sur la région épigastrique ; ces vésicules disparaissaient quelquefois d'elles-mêmes et repa-
raissaient ensuite ; les bras, les avant-bras, en
contenaient très-peu ; c'était en ces endroits de pe-

tites écorchures rougeâtres ; il y en avait beaucoup
sur le dos ; la démangeaison était peu forte et
n'augmentait que très-peu , ou point du tout
pendant la nuit. Les émolliens guérirent seuls
cette éruption anomale en quelques jours. Lefebvre sortit le douze novembre , après avoir
pris quelques fumigations aromatiques pour une
affection étrangère à la gale.

XXXIe. Observation.

Piqûres d'épingles , avec égratignures , prises
pour une affection psorique.

Delépine , Pierre-Louis, âgé de vingt-neuf
ans, tailleur, se présenta à la consultation de
l'hôpital Saint-Louis , après s'être gratté fortement la peau avec ses ongles, et avoir fait
entre les doigts , autour des poignets, et sur les
avant-bras , de petites piqûres avec la pointe
d'une épingle ; il fut reçu , comme galeux , le
quatre décembre 1820. Le lendemain , lorsque
nous vîmes le malade, nous lui demandâmes
depuis combien de temps il avait la gale ? Depuis deux ans , dit-il. Lui ayant demandé où
était son éruption, il nous présenta ses bras et
sa poitrine avec une certaine crainte qu'il ne
put déguiser ; il affectait d'éprouver une vive
démangeaison et se grattait beaucoup. La forme

arrondie des points noirs résultant de la dessiccation d'une petite gouttelette de sang ; plusieurs traînées rougeâtres faites par la pointe
d'une épingle, d'autres plus larges, moins longues, produites par les ongles, *l'absence absolue de quelques vestiges de gale naissante*,
l'affectation que mettait cet homme à se gratter,
nous firent aussitôt soupçonner la fourberie :
pressé vivement, Delépine voulut d'abord se
défendre un peu ; mais bientôt il resta comme
sourd et muet, et son aveu tacite confirma
notre diagnostic ; il fut renvoyé de l'hôpital.

Je possède encore deux autres exemples à
peu près de ce genre, et plusieurs autres également fort curieux que je passe sous silence :
les faits que je viens de citer, suffiront pour
fixer l'attention sur ces sortes d'erreurs, et
apprendre à les éviter.

Pour établir avec certitude le diagnostic de
la gale, il faut avoir égard à plusieurs circonstances importantes à observer ; ainsi, on doit
se rappeler que cette maladie peut se présenter
sous trois formes différentes ; on aura égard à
son mode de développement, aux symptômes
que présente en général chaque variété et aux
modifications qui peuvent être apportées, soit
par une irritation continuelle, soit par des déchirures avec les ongles, ou par d'autres circonstances analogues qui changent quelquefois

tellement les caractères primitifs de la maladie, qu'il devient alors difficile de porter un diagnostic certain.

C'est une chose des plus importantes et sur laquelle on ne saurait trop insister, que la nécessité, dans les cas douteux, de chercher à analyser l'éruption et à découvrir quelques élévations nouvelles, ou autres traces capables de faire reconnaître la maladie. Il est très-rare, même dans les cas les plus obscurs, de ne pas rencontrer la maladie naissante sur quelques parties du tronc, ou des membres ; il ne reste plus alors de doute sur son existence. Il ne faut pas oublier non plus que la gale, en général, se remarque plus particulièrement dans certains endroits que dans d'autres ; qu'ainsi, c'est aux mains, entre les doigts, surtout entre le pouce et l'indicateur, à la partie antérieure des poignets et des avant-bras, aux aisselles et au dedans des cuisses que la variété boutonneuse s'observe le plus souvent, très-rarement aux plis des bras. L'existence d'une éruption dans cet endroit indique souvent au contraire une affection qui n'est pas la gale. (*Obs.* XXIXe. *et* XXXVIe.)

Le siége le plus ordinaire de la variété pustuleuse est autour des poignets, sur les mains, entre les doigts, autour des genoux, aux aisselles et aux fesses. Quant à la variété miliaire elle se montre presque indistinctement sur toutes les parties du corps ; mais préférablement sur les mains, les doigts et autour des poignets.

On ne perdra pas de vue que la gale a ordinairement une marche continue, et qu'on n'a eu que très-rarement des exemples d'une courte rémission ou d'une intermittence apparente, tandis qu'il y a d'autres affections psoriformes qui disparaissent très-souvent d'elles-mêmes pour ne plus reparaître, ou pour se montrer à d'autres époques régulières, ou irrégulières.

La durée ordinaire de la maladie doit également être prise en considération. La terminaison mérite aussi une attention toute particulière ; car, en général, elle ne s'opère pas spontanément, excepté dans quelques cas rares et par le concours de diverses circonstances accidentelles ; autrement elle tend toujours à augmenter et à se propager si l'on ne se hâte de mettre en usage les moyens propres à l'arrêter dans son cours.

Enfin, il faudra toujours avoir présent à l'esprit la manière dont l'éruption s'est faite, et s'il y a lieu d'admettre qu'elle soit le produit de la contagion.

Avec ces données, on pourra, presque certainement, reconnaître l'affection qui nous occupe, dans tous les cas ; si cependant il pouvait encore rester quelques doutes, la suspension momentanée du diagnostic, une méthode expectante, et un nouvel examen attentif, ne tarderaient pas à dissiper toute incertitude.

En ayant égard aux considérations dans lesquelles je viens d'entrer, on peut voir qu'il sera difficile, dans le plus grand nombre des cas, de confondre avec la gale les éruptions qui surviennent spontanément, ou à la suite d'un emportement de colère, d'une chaleur trop forte, d'une maladie aiguë, etc. Il en sera de même de ces éruptions anomales qui précèdent, ou accompagnent la menstruation chez quelques femmes, et du développement d'un plus ou moins grand nombre de boutons rougeâtres à la suite d'une friction irritante, d'une fumigation, etc. Il ne sera pas non plus permis de s'en laisser imposer par des piqûres d'épingles, ou d'aiguilles, ou tout autre instrument analogue.

Mais il existe une maladie psoriforme qui donne encore assez souvent lieu à des erreurs de diagnostic ; je veux parler du prurigo. Afin de faire distinguer plus sûrement ces deux maladies que l'on confond quelquefois assez facilement dans la pratique, je crois ne pouvoir mieux faire que de les analyser succinctement pour en faire ressortir les différences, et de terminer ce chapitre en rapportant quelques exemples de l'une et l'autre affection.

Le prurigo consiste dans une éruption de boutons durs avec ou sans changement de couleur à la peau, accompagnée d'un sentiment de picotement ou d'ardeur intolérable, qui force le malade à se gratter, à s'arracher la peau, ce qui produit des ulcérations plus ou moins grandes et rougeâtres. Le prurigo n'est jamais, ou presque jamais contagieux ; je dis presque jamais, car je ne lui ai jamais vu cette propriété que quelques auteurs lui attribuent cependant en certains cas.

La gale s'annonce ordinairement par des boutons sans changement de couleur à la peau, entremêlés de vésicules aqueuses arrondies. D'autres fois, on la trouve sous la forme de grosses pustules, et quelquefois sous celle de petites vésicules transparentes à peine sensibles ; elle est accompagnée d'une démangeaison plus ou moins grande, tandis que dans le prurigo, c'est un sentiment de picotemens semblables à des piqûres d'aiguilles ou à des milliers de fourmis qui parcourent la peau ; enfin la gale est essentiellement contagieuse, et c'est un des meilleurs caractères pour la distinguer.

Les causes du prurigo sont l'habitation d'un lieu humide, étroit, l'usage d'une mauvaise nourriture, et surtout la négligence de tous les soins de propreté, la suppression de la menstruation et de la transpiration cutanée, ou de toute autre évacuation habituelle , les veilles , les fatigues , les affections morales tristes, la vieillesse, un air malsain, certaines eaux , ou localités , etc. On le voit aussi se montrer à la suite d'une lésion organique, notamment de celles du foie. Dans la gale , la plupart de ces causes sont nulles et incapables de produire ou d'entretenir cette affection qui se développe à la suite d'un contact médiat ou immédiat.

Dans le prurigo , on voit quelquefois les symptômes augmenter pendant la menstruation, ce qui ne s'observe point dans la gale. Dans la première de ces affections, l'éruption disparaît assez souvent d'elle-même pour revenir à des époques régulières ou irrégulières (*Observ.* XXXIIIᵉ.) , ce qui n'a point lieu pour la seconde.

Le siége du prurigo est ordinairement derrière les épaules , à la nuque, à la région lombaire , sur la poitrine , le ventre et la partie interne des cuisses ; presque jamais entre les doigts. La gale s'observe le plus souvent entre les doigts , sur les poignets , les avant-bras , les aisselles , etc. ; rarement derrière les épaules. Cette maladie n'est jamais produite par un changement de saison , tandis que nous avons vu le prurigo revenir habituellement chaque année , au retour du printemps ou de l'automne.

La durée de ces deux maladies est aussi bien différente ; en général, elle est beaucoup plus longue dans le prurigo que dans la gale.

La terminaison de la première affection arrive quelquefois spontanément par les seuls efforts de la nature ; ce qui n'a point lieu pour la dernière, à moins de circonstances particulières que nous avons indiquées en décrivant les terminaisons de la variété pustuleuse.

Enfin, nous avons lieu de penser que la gale ne peut se changer en prurigo, et *vice versá*, car nous n'avons jamais observé cette réciprocité, dont cependant quelques auteurs ont parlé.

A l'aide de ces signes et d'une attention convenable, on ne pourra pas confondre ensemble le prurigo et la gale. Rapportons cependant quelques exemples de chacune de ces deux maladies, pour servir à mieux faire connaître les différences qui les distinguent l'une de l'autre.

XXXIIe. OBSERVATION.

Prurigo guéri plusieurs fois par des traitemens différens.

Savar (Jean-René), âgé de cinquante-un ans, cordonnier, faisait habituellement usage d'une mauvaise nourriture et de temps en temps

7

il se livrait à des excès de vin ; couvert de haillons et dans une malpropreté extrême, il était souvent obligé de demander l'aumône. Ce malheureux, depuis la rigoureuse campagne de l'an 89, éprouvait habituellement, chaque année, dans les fortes chaleurs, ou dans les grands froids, des démangeaisons cuisantes et quelquefois des picotemens semblables à ceux que produiraient des aiguilles rougies qu'on enfoncerait dans la peau. Ces démangeaisons étaient habituellement suivies d'une éruption assez abondante de boutons opaques très-durs, derrière les épaules, sur la poitrine et surtout à la partie interne des cuisses; les frottemens que le malade exerçait sur la peau avaient bientôt converti ces boutons en petites excoriations rougeâtres plus ou moins rondes et comme plissées sur le pourtour. On observait aussi des égratignures et des croûtes noirâtres çà et là ; cette éruption disparaissait ordinairement d'elle-même au bout d'un certain temps, ou à l'aide de bains tièdes : mais les bains simples étant devenus insuffisans en 1819, le malade fut obligé d'entrer à l'hôpital Saint-Louis où il demeura environ trois mois. Il en sortit parfaitement bien guéri par les bains alcalins et les fumigations sulfureuses. Au mois de mars 1820, il revint de nouveau à l'hôpital dans le même état qu'il y était entré la première fois ; il en sortit guéri par les frictions sulfuro-alcalines après deux mois de séjour ; enfin Savar rentra à l'hôpital Saint-Louis vers le mois de juillet pour la même éruption qui avait reparu accompagnée de cuisson très-forte : la peau était rugueuse, âpre au toucher, très-épaisse et recouverte, dans certains endroits, d'écailles farineuses avec des excoriations très-nombreuses sur les épaules, le dos, la poitrine, l'abdomen, la région lombaire, aux aisselles et sur les cuisses. On observait également des furoncles répandus sur diverses parties du corps, et une foule de petits boutons à tête noire, saillans et coniques ; la cuisson était plus forte la nuit que le jour. Ce malade avait couché plusieurs fois avec une personne à laquelle l'affection ne s'était point propagée. Il sortit (1) guéri, de nouveau, probablement pour un certain temps, le 31 octobre 1820, par les bains de vapeurs et les fumigations sulfureuses, alternativement.

Cette observation fait voir combien est fâcheux le pronostic du prurigo lorsqu'il tient à une cause à laquelle on ne peut pas se sous-traire, telle que la malpropreté.

____

(1) Nous ne l'avons cependant pas revu jusqu'à ce jour, 20 octobre 1821.

XXXIIIe. Observation.

Prurigo intermittent envoyé de l'hôtel-Dieu à l'hôpital Saint-Louis pour une gale.

Caroline Bernaën, âgée de vingt-quatre ans, traitée à l'hôtel-Dieu pour une affection aiguë de poitrine, fut évacuée sur l'hôpital Saint-Louis le douze octobre 1820 ; à son entrée elle portait sur la poitrine, tout autour des bras et sur les avant-bras, une éruption de boutons dont la plupart étaient rougeâtres, le sommet arraché et quelques uns qui paraissaient très-durs sans changement de couleur à la peau. Il y avait un sentiment de cuisson dans toutes ces parties. Comme cette femme était encore assez gravement malade, on se borna à des lotions émollientes sur la peau ; plusieurs mois se passèrent dans cet état, et enfin l'éruption finit par disparaître ; mais l'affection de poitrine ayant persisté, Bernaën resta à l'hôpital, et nous eûmes occasion plusieurs fois, depuis cette époque, de voir la maladie cutanée se reproduire, tantôt sur les bras, d'autre fois sur les mains, représentant assez bien une véritable gale, et enfin disparaître d'elle-même au bout de quinze jours ou trois semaines. Cette femme porte encore maintenant, douze juin 1821, sur le bras et l'avant-bras gauche, une éruption de ce genre développée depuis huit jours après un violent exercice.

XXXIVᵉ. Observation.

Prurigo compliqué de gale, traité et guéri par les bains alcalins et une pommade composée de muriate de soude et d'axonge.

Chaudron, Victoire, âgée de trente - trois ans, marchande de beurre, fit à l'hôpital Saint-Louis, le douze mai 1821, sa cinquième entrée pour un prurigo formicans. Chaque fois qu'elle venait à l'hôpital Saint - Louis, elle y demeurait deux ou trois mois, et elle en sortait paraissant bien guérie; mais huit, quinze jours, ou trois semaines après sa sortie, l'éruption reparaissait, faisait des progrès, et forçait la malade à rentrer à l'hôpital après un temps plus ou moins long. Dans le milieu d'avril 1821, au moment même où le prurigo sévissait avec force, Chaudron coucha avec une galeuse qui lui donna la gale; dès lors sentimens simultanés de cuisson et de prurit, développement de boutons galeux entre les doigts, etc. N'ayant pu enfin résister plus long-temps à l'affection qui la dévorait, elle entra à l'hôpital dans l'état suivant : boutons opaques et transparens sur les mains et entre les doigts développés depuis l'époque seulement

qu'elle avait couché avec une personne affectée de gale ; prurit très-vif derrière les épaules,
sur la poitrine, le ventre ; mais surtout aux
cuisses et aux jambes. Ces parties étaient recouvertes de boutons arrachés, quelques uns
très-durs, et d'excoriations irrégulièrement arrondies, plus ou moins grandes. Aux endroits
où on n'en observait pas, la peau était d'un
rouge violet, ou verdâtre et comme vergetée ;
il y avait une vive cuisson et des picotemens
considérables remplacés de temps en temps par
un prurit ardent, surtout autour des poignets.
Lorsque cette femme se mettait au lit, son tour-
ment devenait insupportable ; il cessait ensuite
pendant quelque temps et reprenait ordinairement depuis minuit jusqu'au jour avec une nouvelle intensité ; il n'y avait ni sommeil, ni repos;
Chaudron se grattait, s'écorchait jusqu'au sang,
et éprouvait ensuite les douleurs les plus cruelles.
La distraction, les occupations journalières
apaisaient beaucoup la maladie ; mais dès que
cette femme réfléchissait sur son sort, ou que
ses vêtemens étaient un peu trop serrés, la démangeaison et les cuissons recommençaient ;
à l'époque des règles, et pendant leur cours
qui n'en était nullement interrompu, l'éruption
et les douleurs augmentaient encore d'intensité.
Les bains alcalins la soulagèrent beaucoup ;
elle se trouva aussi très-bien d'une pommade

composée de parties égales de muriate de soude et d'axonge; on fut obligé de la suspendre de temps en temps pendant deux ou trois jours à cause de l'irritation qu'elle occasionait quelque fois, mais qui disparaissait bientôt avec un mieux être notable. La gale fut terminée dans l'espace de sept à huit jours; mais les phénomènes du prurigo persistèrent encore pendant quelque temps. Chaudron sortit guérie le neuf juillet 1821.

XXXVe. Observation.

Gale boutonneuse offrant quelques caractères du prurigo.

Le Comte, Marie, âgée de quarante-huit ans, mariée, journalière, entra à l'hôpital Saint-Louis pour une affection vénérienne. Quelque temps après se manifesta une éruption sur le corps qu'elle garda pendant six semaines. Lorsque nous vîmes la malade, elle nous dit qu'elle avait eu la gale il y avait long-temps, et qu'elle en avait été bien guérie; que pour l'éruption qu'elle portait maintenant, si c'était la gale, elle ne pouvait l'avoir contractée qu'en mettant les habits d'une autre personne. Elle avait sur tout le corps, notamment entre les doigts, sur les poignets, les bras, la poitrine, les aisselles, le dos, les lombes et les cuisses, une multitude de boutons élevés, dont la base était extrêmement dure, et le sommet farineux comme dans quelques prurigos : la peau était rugueuse et l'épiderme s'enlevait par écailles dans plusieurs endroits. Il y avait des démangeaisons très-vives et non des picotemens. Elle sortit guérie le cinq avril, dix jours après avoir commencé un traitement anti-psorique, par des lotions d'eau de vie camphrée.

Dans cette observation, on voit que les boutons avaient le caractère de ceux qu'on observe souvent dans le prurigo : leur base était dure et le sommet farineux ; la peau formait aussi de petites écailles furfuracées ; elle était dailleurs rugueuse et inégale comme elle l'est ordinairement dans le prurigo. Mais le siège de ces boutons entre les doigts, sur les poignets, sur le dos et non derrière les épaules, la cause présumée de la maladie, la nature de la démangeaison nous firent reconnaître la gale, et le traitement confirma notre diagnostic; car le prurigo ne disparaît point ordinairement dans un si court espace de temps.

Je ne puis terminer l'article du diagnostic sans rapporter l'exemple d'une éruption cutanée que nous avons maintenant sous les yeux, et qui aurait pu induire en erreur, faute d'une observation assez attentive.

XXXVI°. Observation.

*Eruption anomale présentant quelques traits
de ressemblance avec une gale miliaire, et
terminée par la guérison le sixième jour au
moyen des émolliens.*

La nommée Richard (Françoise), âgée de
vingt ans, cuisinière, entra à l'hôpital Saint-
Louis le douze juin 1821. On observait sur
la partie antérieure et postérieure des avant-
bras, aux plis des coudes et sur la poitrine,
des boutons blanchâtres en suppuration; il y
avait également beaucoup de petites élévations
coniques, transparentes; on remarquait aux
aisselles des croûtes jaunâtres très-fines avec
un suintement séreux et de petites vésicules
transparentes, légèrement rouges à leur base;
la démangeaison était très-forte et alternait
avec un sentiment de cuisson. La malade attribuait son affection à des habits qu'elle avait
achetés par hasard. Le second jour de son
entrée, ses cuisses présentèrent une éruption
semblable à celle des autres parties; les petites
vésicules étaient groupées de manière à former des plaques d'une grandeur variable; sur
les membres supérieurs et la poitrine, les vésicules devinrent purulentes et formèrent des

lamelles très-minces et presque transparentes.
(Fomentations émollientes , bains tièdes.) Guérison complète le 18 juin. Richard sortit de
l'hôpital le 22 , ne portant plus aucune trace
de son affection , autre que quelques rougeurs
sur les bras et les cuisses.

Le siége des vésicules en grande quantité
aux plis des bras, la couleur légèrement rouge
de leur base , leur passage à l'état de suppuration , ce qui ne s'observe guère dans la variété
miliaire , leur rassemblement par plaques et
leur absence sur les mains , furent les signes
qui nous empêchèrent de regarder cette éruption comme psorique , et nous engagèrent à
employer les émolliens pour tout traitement.

Pronostic.

En général , il n'est point fâcheux , il ne devient défavorable que dans quelques cas particuliers, comme , par exemple , lorsqu'il y a
coincidence avec une lésion organique et que
la gale est ancienne et assez intense ; car alors
il arrive souvent que la guérison de l'affection
cutanée semble augmenter plus ou moins la
lésion intérieure. Le pronostic est encore défavorable lorsque la personne affectée est très-
avancée en âge ; que les digestions languissent,
et qu'il y a amaigrissement. Il est surtout fâcheux quand la gale attaque les enfans en venant

au monde, ou quelque temps après, et qu'on abandonne, pendant un certain temps, ces malheureux à leur maladie destructive; le corps se remplit bientôt de boutons psoriques; l'enfant maigrit, dépérit à vue d'œil et meurt souvent malgré les moyens que l'on met en usage, mais trop tard. (*Obs.*XXXVII°. *et* XXXVIII°.)

Pour pronostiquer avec justesse il faut faire attention à la quantité de l'éruption; en général, plus elle est considérable, plus la durée de la maladie est longue. On aura surtout égard aux variétés: la pustuleuse est celle qui cède ordinairement avec le plus de facilité, et ensuite la boutonnée; la variété miliaire persiste souvent plus long-temps et devient même quelquefois très-rebelle. Lorsque la gale est simple, l'ancienneté ne paraît point en retarder la guérison, comme on le dit généralement; nous avons même souvent observé le contraire. Le tissu et les fonctions de la peau sont ordinairement plus altérés par cette maladie chez les sujets faibles que chez les personnes fortes et robustes.

Que penser des médecins qui la regardent comme étant, dans l'enfance, un préservatif de beaucoup de maladies, de la variole entre autres? Les complications avec les furoncles et diverses autres éruptions rendent la maladie plus longue mais non plus dangereuse.

Dans celle avec le prurigo, l'affection psorique disparaissant par un traitement approprié, il n'est point rare de voir le prurigo résister encore pendant plus ou moins long - temps. (*Observ*. XXXIVe.)

Complications.

Il n'est point peut-être de maladie avec laquelle la gale ne puisse se compliquer ; mais ses complications les plus ordinaires ont lieu avec des furoncles, des éruptions anomales de divers genres, des embarras gastriques, des fièvres bilieuses, le prurigo, etc. Cette maladie coïncide encore assez souvent avec la syphilis, le scorbut ; et cela est assez naturel, puisque les personnes qui sont atteintes de ces maladies sont des hommes en général abandonnés au libertinage, ou plongés dans la misère ; deux des causes prédisposantes les plus ordinaires de la gale. On observe rarement la coïncidence de la gale avec les maladies aiguës ; lorsqu'elle existe au début de ces maladies, elle reste ordinairement stationnaire pendant la durée de celles-ci, et ne reprend son cours qu'après la cessation de la fièvre. Il est même des cas dans lesquels la gale ne montre ses premiers phénomènes que pendant la convalescence d'une maladie aiguë. Quant à sa complication avec les maladies chroniques, aux accidens qui peuvent survenir, et aux dangers qui résultent de sa suppression intempestive, etc. , je renvois au traitement des complications et des accidens.

Autopsie.

Il est très-rare de faire des ouvertures de corps de personnes qui ont succombé à la gale, parce que cette maladie ne se termine guère par la mort, excepté chez les enfans en bas âge. Nous ne possédons que deux exemples que je vais ici consigner.

XXXVII.ᵉ OBSERVATION.

Gale boutonneuse terminée par la mort chez un enfant de dix-sept jours.

Fournier (Marie - Marguerite) , âgée de quinze jours, entra à l'hôpital Saint-Louis le 8 mai 1821. Depuis sa naissance, cette enfant portait une gale assez abondante, et depuis plusieurs jours il était survenu des vomissemens. Voici ce qu'elle nous présenta à son arrivée : corps et membres grêles, chétifs ; peau pâle ; joues creuses ; les yeux caves ; l'abdomen , la poitrine et le dos couverts de boutons rougeâtres , entremêlés de gale : dans la paume des mains, sur les doigts , autour des poignets et sur les-avant bras, les boutons étaient assez élevés , sans changement de couleur à la peau , plusieurs renfermant une sérosité limpide. On en voyait aussi quelques uns sur les membres inférieurs ; il y avait beaucoup de démangeaisons annoncées par les frottemens et les mouvemens fréquens qu'exécutait cette enfant ; elle était criarde et ne dormait presque pas. (Fomentations émollientes sur la poitrine, le dos et l'abdomen , bains de guimauves et de têtes de pavots ; légères frictions sur les bras et les mains avec une pommade soufrée.) Mort le 10 mai au milieu d'une agitation extrême.

Autopsie. Les boutons de la partie postérieure du dos, du cou et de la poitrine étaient peu sensibles au toucher ; ils présentaient , pour la plupart , une petite tache arrondie de la grandeur à peu près d'une piqûre de puce. La peau incisée sur ces taches ou petits boutons, et examinée attentivement à la loupe , nous laissait apercevoir un point d'un rouge grisâtre assez foncé et dur au centre ; d'une couleur plus pâle vers la circonférence, siégeant dans toute l'épaisseur de la peau et attaquant même, dans plusieurs endroits, sur le sommet de l'épaule par exemple, le tissu cellulaire sous-jacent. Dans la paume des mains et sur les avant-bras les boutons étaient assez élevés ; un peu affaissés, renfermant un liquide trouble légèrement blanchâtre. L'épiderme ayant été enlevée et le li-

quide exprimé nous examinâmes le chorion à
la loupe, il ne nous parut pas d'une couleur
différente de l'état naturel, il était comme
macéré par la sérosité.

Les deux mamelles un peu saillantes furent
incisées, et laissèrent échapper une matière d'un
bleu grisâtre, grumeleux, en petite quantité.

Le cerveau était un peu mollasse; ses mem-
branes légèrement injectées en noir, du reste
rien de notable. Les poumons parfaitement
sains de même que le cœur et le péricarde;
l'estomac dans l'état naturel renfermait une
petite quantité de matière grisâtre.

Le canal intestinal contenait des matières
jaunâtres, il paraissait sain dans sa partie supérieure; mais le gros intestin présentait à
l'extérieur des nuances d'un rouge sale de
grandeur variable: ces nuances correspondaient
intérieurement à des espèces de plaques d'un
rouge brun, ne disparaissant point par le la-
vage; cet intestin contenait aussi des matières
fécales; le cœcum était d'un rouge bleuâtre;
rien de particulier dans les autres organes de
la cavité abdominale.

XXXVIIIe. Observation.

Gale compliquée de scrophules et terminée par la mort.

Brancourt (Geneviève) , âgée de vingt mois , entra avec sa mère à l'hôpital Saint-Louis le 2 juin 1821 ; elle avait la gale depuis huit ou dix mois. A son entrée, on remarquait les phénomènes suivans : boutons psoriques aux aisselles, sur les pieds et les mains; espèce de dartre crustacée à la nuque, résultant de l'écorchure de plusieurs boutons, de la sortie et de la dessiccation du liquide contenu dans leur intérieur : sur le dos, beaucoup d'écailles farineuses, avec peu de démangeaison ; abdomen plus gros que de coutume; membres grêles ; articulations des genoux assez saillantes ; plusieurs glandes engorgées autour des mâchoires ; face amaigrie ; digestions troublées depuis quelque temps ; dépérissement; mort le 3 juin , le lendemain de son entrée. Il est à remarquer que la santé de cette enfant avait été très-bonne jusqu'au moment où la gale s'était manifestée , et que ce ne fut que deux mois après son invasion que les glandes du col s'engorgèrent, que l'abdomen se tuméfia , et que les fonctions commencèrent à se déranger.

Autopsie. Habitude extérieure. Membres thoraciques et abdominaux d'une maigreur extrême ; les genoux volumineux ; le ventre assez gros, un peu tendu ; engorgement de plusieurs glandes aux aisselles et au col. Beaucoup de taches sur la poitrine, mais principalement sur les épaules et le ventre ; elles avaient une forme arrondie, couleur de lie de vin, pénétrant toute l'épaisseur de la peau, et dans plusieurs endroits le tissu cellulaire sous-cutané, ainsi que dans l'observation précédente ; il y avait à la plante des pieds et sur les mains des boutons aplatis, assez larges, ne contenant presque pas de liquide dans leur intérieur.

Le cerveau et ses dépendances n'offraient rien de notable.

Le cœur et les poumons étaient sains ; il y avait dans la cavité droite de la poitrine une petite quantité de sérosité rougeâtre. Le thimus était dur, assez volumineux.

Le mésentère était farci de tubercules d'une grosseur très-différente et d'une consistance assez grande ; le foie avait un volume très-considérable ; l'estomac n'offrait rien de notable. Le canal intestinal contenait des matières verdâtres, et nous offrit, dans divers points de son étendue, une légère injection des vaisseaux qui était plus marquée à l'S iliaque du colon que partout ailleurs.

En lisant cette observation on voit que les symptômes scrophuleux ne se sont montrés que quelque temps après le développement de la gale ; on est surtout frappé par l'accroissement rapide de l'affection scrophuleuse et par les changemens qui s'opérèrent en peu de temps dans les fonctions de l'économie. La gale, dans ce cas-ci, peut-elle être regardée comme la cause du scrophule ? ou bien peut-on la considérer comme ayant seulement servi à développer cette affection chez un sujet qui en portait déjà le germe ? Cette dernière supposition paraît la plus probable. On peut encore se faire cette question : est-ce à l'affection psorique ou bien au scrophule que la mort est due ? Comme l'une et l'autre affection auraient pu séparément servir à amener la mort, il est permis de la regarder, je crois, comme ayant été produite par le concours de ces deux maladies.

TRAITEMENT.

CONSIDÉRATIONS GÉNÉRALES.

Les remèdes qu'on a proposés pour la guérison de la gale sont, pour ainsi dire, innombrables. On ne voit de tout côté que formules ou recettes annoncées comme infaillibles par leurs auteurs.

Le charlatanisme a dû s'exercer ici avec d'autant plus de succès, que la gale est susceptible de guérir par un grand nombre de moyens, et que, la guérison une fois obtenue, il était facile de cacher, même aux yeux des malades, les circonstances plus ou moins fâcheuses qui l'avaient accompagnée.

Combien n'a-t-on pas vu de remèdes secrets acquérir une réputation populaire? Encore si ces remèdes étaient exempts de danger! mais malheureusement il n'en est pas toujours ainsi. La plupart d'entre eux, beaucoup trop actifs, maniés par des mains aveugles, appliqués indistinctement à tous les cas, ne peuvent manquer de produire des accidens plus ou moins graves.

C'est ce qui arrive par l'usage d'une quintessence anti-psorique , dont on a fait grand bruit. Cette recette dont la base est du sublimé corrosif, d'après les expériences de M.M. Vauquelin , Bouquet , Baumé , etc. , a été préconisée comme un spécifique contre la gale ; et cependant des observations répétées en différens lieux , par des médecins exacts , doivent la faire regarder comme un des anti - psoriques les plus infidèles , et même des plus dangereux. Des spasmes , des coliques , des tremblemens , des éruptions inflammatoires , la fièvre , etc. , voilà les effets ordinaires de ce remède , qui le plus souvent ne guérit pas , et dont on m'excusera d'avoir parlé en particulier , si l'on considère la vogue qu'il a eue et la protection dont il semble jouir aujourd'hui:

Le médicament le plus généralement convenable dans une maladie ne peut néanmoins être employé dans tous les cas de cette maladie. Il n'y a point de spécifique. Nous n'avons que des méthodes de traitement dont l'application varie selon l'âge , le sexe , la constitution individuelle , la saison , le climat , l'habitude , etc.

La gale , quoique moins sujette à ce principe que ne le sont les autres maladies , ne sort cependant pas de la règle générale : on est souvent obligé , dans le traitement de cette éruption , de varier les médicamens selon les circonstances dont nous venons de parler et d'autres encore prises de la maladie elle-même.

Au lieu de chercher un être chimérique, c'est-à-dire, un spécifique contre la gale, il est plus raisonnable de s'attacher à connaître les remèdes applicables au plus grand nombre des cas, les modifications que ces moyens doivent supporter selon certaines circonstances, et enfin les cas particuliers dans lesquels il est nécessaire de les remplacer.

Ayant eu occasion de voir à l'hôpital Saint-Louis un très-grand nombre de galeux, nous en avons profité pour étendre nos recherches sur les moyens anti-psoriques, en même temps que nous cherchions à approfondir l'histoire générale de la gale. Nous pouvons le dire d'avance : on a en général exagéré beaucoup l'efficacité de certains médicamens; il en est d'autres dont on a négligé de noter les inconvéniens. Une circonstance qui mérite une grande attention, et qui nous a souvent étonné, c'est que tel remède qui guérit en tant de jours dans beaucoup de livres, ne procure fréquemment la guérison que dans un plus long espace de temps, lorsqu'on en fait usage sur une quantité considérable de malades, quoiqu'on prenne toutes les précautions indiquées par les auteurs.

Les principales causes de cette erreur seront suffisamment développées au chapitre des fu-

migations sulfureuses ; je ferai seulement remarquer ici que quelques auteurs s'étendent
avec trop de prolixité sur une foule de médicamens anti-psoriques qu'ils n'ont jamais éprou-
vés, dont ils ont seulement entendu parler,
ou qui sont indiqués dans divers écrits. Tel n'a
pas été notre point de départ, et, pour avoir
des idées fixes sur la vertu des anti-psoriques
connus, nous prîmes le parti de les soumettre
au creuset de l'observation clinique, pensant,
avec tous les sages médecins, que c'est le meilleur
témoignage que l'on puisse invoquer. Si les résultats de nos recherches ne sont pas toujours les
mêmes que ceux de nos prédécesseurs, on n'en
pourra point accuser ni le nombre des malades
soumis au traitement, ni le défaut de soins et
de précautions.

M. Lugol n'a jamais abandonné un moyen
avant de l'avoir employé sur trente ou quarante
personnes prises tout-à-fait indistinctement,
et dont nous avions toujours l'histoire abrégée
de la maladie, afin de nous rendre compte de
l'accélération, ou du retard de la guérison, et
des phénomènes accessoires développés pendant
son cours. Nous avons cru devoir fixer le mi-
nimum des malades à trente, nombre qui a été
porté quelquefois beaucoup plus loin dans le
cas de succès, afin que nos recherches, étant
fondées sur une masse plus considérable de faits,

puissent mériter une plus grande considération. Il n'est pas indifférent, en effet, d'opérer sur peu, ou sur beaucoup de malades; car souvent ce que l'on n'observe pas chez huit ou dix personnes, on le trouve chez vingt, trente ou quarante ; il peut d'ailleurs arriver, en n'en prenant qu'un petit nombre pour expérimenter , qu'on ne rencontre que des individus peu affectés et qui par conséquent guérissent avec promptitude, ce qui donnerait lieu à des résultats et par suite à des jugemens qu'une expérience plus étendue démentirait tôt ou tard. Nous avons été à même de vérifier toute la vérité de cette dernière assertion; car il nous est arrivé quelquefois de mettre en usage des moyens qui nous ont parfaitement réussi chez dix ou quinze malades , et qui, appliqués sur un plus grand nombre, nous ont donné des résultats bien différens. (*Voyez fumig. alcohol.*) On y verra quelle erreur nous eussions commise si nous eussions généralisé les conséquences thérapeutiques que nous offraient nos premiers essais.

J'ai eu soin de veiller continuellement à ce que les malades fissent leur traitement avec la plus scrupuleuse exactitude ; on ne doit s'en rapporter à personne ; il faut voir tout par soi-même pour pouvoir être sûr des effets obtenus.

Je n'ai jamais négligé de noter avec soin les

circonstances qui ont pu, dans certains cas, faire suspendre le traitement et les incidens de toute nature qui sont survenus.

Enfin, nous n'avons pas trop multiplié les pommades à fois dans une même salle, pour éviter la confusion qui n'aurait guère manqué d'avoir lieu, malgré les précautions que l'on aurait pu prendre. Ma tâche a été sans doute très-forte et souvent très-pénible ; mais aussi j'ai l'intime conviction de toute l'exactitude de nos observations, et je suis certain que toutes les fois qu'elles seront répétées dans les mêmes circonstances, sur une quantité égale de malades, avec le même soin, la même impartialité, elles donneront les mêmes résultats. Je n'ignore pas cependant qu'il n'est pas toujours possible de trouver absolument les mêmes produits dans des expériences de cette nature, parce que la gale présente beaucoup de différence, suivant son ancienneté, la variété, la quantité de l'éruption, les dispositions individuelles, etc., et que telle circonstance, qui peut se rencontrer dans une série d'expériences, peut manquer dans une autre ; mais ces différences, nous osons l'assurer, ne pourront jamais être très-grandes, encore moins fondamentales.

Nous diviserons ce que nous avons à dire sur le traitement de la gale en deux parties :

dans la première, nous nous occuperons des précautions à prendre avant, pendant et après le traitement; nous rendrons compte des expériences qui ont été faites à la clinique de M. Lugol, sur un grand nombre de médicamens qu'on avait proposés tour à tour contre la gale; nous ferons connaître enfin les essais nombreux sur lesquels est établie la nouvelle méthode de traitement adoptée à l'hôpital Saint-Louis, par ce savant médecin. La seconde partie aura pour sujet le traitement particulier de chaque variété, celui de la gale chez les enfans en bas âge ; les modifications du traitement général selon les constitutions individuelles, et enfin le traitement des complications et des divers accidens qui peuvent survenir dans le cours de la maladie.

Les résultats que nous donnerons découlent d'une quantité immense d'observations que nous n'avons pu rapporter ; car ce traité eût été beaucoup trop volumineux. Nous en rapporterons cependant un nombre suffisant pour donner la preuve de toutes les propositions générales qu'il contient : cette marche est sans doute sévère, mais elle a l'immense avantage de nous rendre circonspects en nous donnant, pour ainsi dire, à chaque instant, la mesure de nos connaissances ; elle tempère notre imagination et retient notre esprit dans la voie de l'expérience,

la seule par laquelle nous puissions être vraiment les devanciers utiles de nos successeurs,
et leur montrer le secret d'ajouter aux connaissances que nous leur aurons transmises.

PREMIÈRE PARTIE.

CHAPITRE PREMIER.

Des précautions à prendre avant, pendant et après le traitement.

Avant de commencer le traitement de la gale, il est nécessaire de voir à quelle variété elle appartient, afin d'employer les moyens qui conviennent plus particulièrement. Ainsi, par exemple, dans une gale pustuleuse, intense, si l'on administrait de suite les anti-psoriques, on ferait certainement beaucoup de mal et on s'exposerait à voir l'affection augmenter beaucoup d'intensité plutôt que de diminuer.

Il faut surtout avoir égard aux complications : ainsi une gale existante avec une affection aiguë grave ne sera combattue que lorsque la maladie principale aura disparu entièrement, ou en partie. Il est également nécessaire de voir si la gale n'est point compliquée avec l'asthme, avec une affection pulmonaire chronique, etc ; car, dans ces cas, on se gardera bien d'administrer des bains et en-

core moins des fumigations sulfureuses. Enfin
si cette maladie est accompagnée d'une éruption abondante de boutons rouges et douloureux, on administrera les émolliens et les bains
tièdes et on ne commencera le traitement anti-
psorique que lorsque l'éruption accidentelle aura
disparu.

Les remèdes de précaution que l'on em-
ployait autrefois avant de commencer le traitement, et que quelques médecins de nos jours
mettent encore en pratique, tels que les saignées générales, les vomitifs, les purgatifs, etc.,
sont presque toujours inutiles et quelquefois
nuisibles; ils ont au moins l'inconvénient de
prolonger la durée de la maladie. Cependant,
dans quelques cas particuliers de pléthore ou
d'embarras gastrique, on peut les mettre en
usage avec succès.

A l'hôpital Saint-Louis, M. Lugol fait précéder le traitement de la gale en général, par un
et quelquefois deux bains tièdes, qui mettent
la peau dans des conditions plus favorables pour
répondre à l'action des médicamens.

Pendant le traitement externe, il n'est pas
nécessaire en général de donner des médicamens internes. Le soufre, les tisanes amères
ne sont d'aucune utilité. M. Lugol a tout-à-
fait renoncé à leur usage; dans les cas seulement où l'affection est ancienne et fort intense,

il ordonne une tisane laxative. Toutes les autres modifications du traitement sont relatives aux accidens qui peuvent arriver.

Le régime d'un galeux ne présente rien de particulier, il est ordinairement celui d'une personne dans l'état de santé.

Lorsque la gale est guérie, il faut avoir soin de ne mettre aucun objet dont on s'est servi avant le traitement, à moins qu'il n'ait été lessivé avec soin ou qu'il ait été exposé à la vapeur du soufre ou autres moyens analogues; si on néglige cette précaution, la gale se reproduira presque inévitablement, comme cela a lieu assez souvent en ville, parce que on ne sait point désinfecter les habits des galeux. M. Lugol cite un cas de ce genre très-curieux. Quatre enfans, frères et sœurs, dont le plus âgé avait neuf ans, prirent la gale de leur bonne; il y eut trois récidives de la maladie; au quatrième traitement, M. Lugol conseilla de le faire dans une chambre isolée et d'habiller les enfans à neuf à la suite de leur guérison. Ce conseil fut suivi, et il n'y eut pas d'autre récidive. Il est à présumer que dans ce cas, les vêtemens, quoique passés au soufre, étaient mal désinfectés, et que les récidives étaient l'effet d'une nouvelle contagion.

A l'hôpital Saint-Louis aussitôt que les malades sont entrés, on les dépouille de tout ce qu'ils portent sur leur corps , et, pendant qu'ils subissent un traitement convenable, on expose leurs vêtemens à des vapeurs sulfureuses, de manière qu'à leur sortie , ils peuvent mettre les mêmes habits qu'ils portaient en arrivant, sans craindre de s'exposer à une nouvelle contagion. Les purgatifs après la guérison sont encore inutiles à moins de circonstances particulières ; les bains tièdes seront plutôt recommandés soit comme moyen de propreté, soit pour rendre la peau plus souple et plus apte à remplir ses fonctions ordinaires.

CHAPITRE II.

DES FUMIGATIONS.

Art. Ier. *Fumigations sulfureuses.*

L'EMPLOI des fumigations sulfureuses dans le traitement de la gale n'est pas nouveau : Glauber (*Furni novi philosophici*). J. P. Frank. (*epitome de cur. hominum morbis*) , et plusieurs autres médecins ont conseillé le soufre en vapeur dans cette maladie ; mais les appareils dont on s'est servi pour les administrer ont toujours présenté beaucoup d'inconvéniens, tels que ceux de Glauber, de Lalouette, celui que l'on trouve dans le dictionnaire encyclopédique de 1753; plus récemment M. Darcet a beaucoup perfectionné ces appareils qui peuvent servir pour donner le soufre en fumigations, et beaucoup d'autres substances, comme le sulfure de mercure, le camphre, les plantes aromatiques et autres; l'alcohol, l'eau, etc. C'est surtout à l'hôpital Saint-Louis que l'on peut voir très-bien ces boîtes fumigatoires dont l'une est destinée pour une personne seule et l'autre pour douze personnes.

J'ai tracé une courte description de ces appareils, ainsi que de l'appareil pour les bains de vapeur, que je placerai à la fin de cet ouvrage, avec des planches lithographiées.

Nous devons ces planches à l'obligeance de M. Henri Selves, créateur des applications les plus heureuses de la lithographie à l'enseignement primaire. En lui payant le tribut d'éloges que lui mérite cette découverte, nous ne sommes que justes; et nous avons le plaisir d'être agréable à M. Lugol, qui nous a souvent montré une profonde estime pour la personne et les talens de M. Henri Selves.

Les effets que produisent les fumigations sulfureuses sur le corps sont différens suivant les tempéramens et la nature de la substance dont on se sert; ainsi une fumigation composée de principes secs produit des effets bien différens de celle qui est composée de principes aqueux.

Les fumigations sulfureuses administrées à la température de 45 à 5o°, augmentent d'abord la chaleur de la peau et déterminent la rubéfaction de cet organe; la respiration s'accélère, le pouls devient plus fréquent, la face se colore et souvent les yeux sont injectés; quelquefois il y a de la céphalalgie et assez fréquemment de la soif. Nous avons observé ces phénomènes sur beaucoup de malades, et j'en ai fait l'observation sur moi-même, en prenant plusieurs fumigations, dans le seul but de constater leurs phénomènes les plus ordinaires. Il y a quelquefois des étourdissemens, des syncopes, un sentiment de défaillance et autres accidens plus graves. Au bout de cinq, dix, ou douze minutes, suivant les individus et le degré de température, la sueur s'établit; elle commence ordinairement par les aisselles, la poitrine, le front, et s'étend à toutes les parties du corps : cette sueur dure un temps illimité, suivant qu'après la fumigation le malade se promène à l'air libre ou se couche dans un lit bien couvert. La quantité de matière que l'on peut perdre par la transpiration est très-variable ; elle est quelquefois très-considérable et peut être évaluée à deux, trois, quatre livres et même davantage. A la sueur succède ordinairement

un état de faiblesse, d'abattement et de relâ-
chement général, phénomènes qui augmentent
beaucoup par une grande quantité de fumigations.
Il est à remarquer que les éruptions diverses s'ac-
croissent souvent par les premières fumigations et
qu'elles s'affaissent ensuite insensiblement. Cependant, lorsque l'éruption est considérable et
qu'il y a trop d'irritation, elle ne fait qu'augmenter d'intensité, comme nous l'avons vu dans
beaucoup d'occasions différentes. Il faut avoir
soin que les vapeurs sulfureuses ne soient point
dirigées sur la conjonctive ni sur les mem-
branes muqueuses nasale, gutturale et autres;
car il pourrait en résulter l'inflammation de ces
parties.

Les fumigations sulfureuses ont été beaucoup
trop préconisées dans le traitement de la gale, et
on les regarde encore généralement aujourd'hui
comme devant tenir la première place parmi
les anti-psoriques; mais toute illusion doit
cesser devant l'expérience; il est temps de s'élever contre une erreur aussi grande et aussi uni-
versellement accréditée.

Pourquoi faut-il donc que la médecine, cette
science qui ne doit reposer que sur des faits
positifs, et qui doit mériter l'admiration générale autant par sa certitude que par son utilité,
pourquoi, dis-je, faut-il que cette science soit

si sujette à contradiction, et qu'un remède,
qu'on a d'abord beaucoup préconisé, perde
chaque jour de sa vogue à mesure qu'on en
fait usage ?

Cela dépend sans doute de ce que souvent,
dans l'emploi d'un nouveau moyen, on est porté
à tirer des conclusions générales dès qu'on l'a
vu réussir quelquefois, sans attendre que des
faits multipliés viennent approuver, ou contre-
dire les premiers essais.

L'usage des fumigations sulfureuses est devenu
trop général ; on ne saurait dire à quel point on
en abuse, non-seulement contre la gale, mais
aussi contre beaucoup d'autres maladies. Cette
erreur est encore un effet de l'habitude que nous
avons de juger les effets à l'avance : le soufre,
a-t-on dit, est le meilleur des anti - psoriques ;
or, les fumigations sulfureuses le tenant à un
état de division infinie, les points de contact en
sont aussi multipliés que possible ; la peau s'en
pénètre plus généralement, plus uniformément,
et la maladie en est plus vite guérie.

Voilà sans doute un très-beau raisonnement
fait à *priori*, mais qui n'est pas juste à *poste-
riori*, comme le démontrent les observations suivantes.

Pendant les mois d'octobre et novembre 1820,
quarante-cinq galeux, pris indistinctement, furent soumis à un traitement par les fumigations

sulfureuses ; voici les résultats que nous avons
obtenus :

6 guérirent avec 8 à 11 fumigations.
20............... 14 à 18
10............... 18 à 22
6............... 24 à 27
3............... 30 à 35

Le même nombre de femmes furent traitées
en même temps par le même moyen, et nous
présentèrent les résultats suivans :

4 guérirent avec 5 à 8 fumigations.
16............... 10 à 13
13............... 13 à 15
6............... 17 à 23
4............... 28 à 32
1 dut en prendre 56
1............... 80

Cette dernière malade ne put obtenir sa guérison avec cette énorme quantité de fumigations
qui furent administrées tous les jours, les dimanches exceptés. (*Obs.* XL.)
Plusieurs malades des deux sexes se plaignirent, pendant le traitement, d'éprouver un malaise général, un sentiment de fatigue dans les
membres, de la faiblesse, des vertiges, de la
céphalalgie ; nous observâmes fréquemment des
furoncles, des éruptions diverses, et assez souvent des embarras gastriques. Chez les femmes

on remarqua plusieurs affections aiguës , telles que pleurésies , pneumonies et péritonites. Nous vîmes en outre quelques avortemens ; ce qui est peut-être la circonstance la plus malheureuse. (*Obs.* XXXIX.) Nous remarquâmes une ophtalmie produite par la vapeur du soufre sur les yeux d'un malade en sortant de l'appareil fumigatoire. Lorsqu'on continue trop long-temps l'usage des fumigations, on remarque ordinairement une diminution sensible dans les forces musculaires, et quelquefois un amaigrissement très-considérable ; la peau éprouve , dans quelques cas , une altération assez remarquable ; elle devient sèche, raboteuse et dure au toucher. Nous avons vu de la roideur dans les articulations chez un homme auquel on avait administré beaucoup de ces fumigations ; il n'est pas rare non plus de voir des boutons que l'on a appelés lymphatiques , exister tout autour des doigts, et assez difficiles quelquefois à distinguer de la gale. Nous avons trouvé, dans un cas, de petites ulcérations sur plusieurs parties du corps. (*Obs.* XL.)

Ces résultats , comme on vient de le voir, sont bien loin d'être satisfaisans. Les femmes , en général , ont obtenu une guérison plus prompte que les hommes : cependant quelques unes d'entre elles furent obligées de continuer fort long-temps le traitement qu'elles avaient commencé.

En considérant les accidens qui se manifestent souvent pendant le traitement que l'on est
obligé de suspendre chez les femmes pendant
la mentruation; les affections aiguës graves qui
se développent chez des individus très-suscep-
tibles ou mal disposés, et enfin les avortemens
qui n'ont été que trop souvent observés, et qui
compromettent souvent la vie et de la mère et
de l'enfant; avortemens qu'il est presque toujours impossible de prévenir parce que certaines
femmes ne déclarent point qu'elles sont en-
ceintes, et que quelques unes, au contraire, nous
cachent la vérité à cet égard; quel médecin ne
renoncerait pas à un traitement semblable, qui,
à raison de sa durée ordinaire, quinze, vingt à
vingt-cinq jours, mériterait tout au plus d'être
placé dans les derniers rangs des anti-psoriques
usités maintenant? Il y a d'ailleurs beaucoup de
cas dans lesquels on ne peut point les mettre en
pratique. Ainsi, certaines personnes faibles, délicates, ou par une disposition quelconque, ne
peuvent point supporter leur emploi; il en est qui
tombent en syncopes quand elles veulent en essayer. La phthisie, l'asthme, toutes les affections
chroniques de la poitrine, les contre-indiquent
également; les personnes pléthoriques, les personnes âgées sont quelquefois menacées d'apo-
plexie.

Mais si les fumigations sulfureuses ne sont point

spécialement applicables contre la gale, il y a plusieurs maladies qui en ont retiré quelques avantages, tels que le rhumatisme chronique, certaines dartres, les luxations spontanées, etc. On cite des cas de guérison de pustules vénériennes. Nous avons vu nous-mêmes disparaître par leur usage, long-temps continué, des exostoses syphilitiques au sternum et au tibia sans aucun traitement mercuriel ou autre, contre l'affection vénérienne (*Obs.* XL.)

Des trois variétés de la gale, la variété miliaire est celle qui résiste ordinairement le moins long-temps; la variété pustuleuse ne cède en général qu'avec beaucoup de difficultés, quoique nous ayons observé plus d'une fois des exceptions à cette règle générale. Nous avons souvent remarqué que les galeux dont la peau était dure et rugueuse guérissaient ordinairement dans un temps plus court; nous avons également vu, ainsi que M. Pinel, et plusieurs autres médecins, que les gales anciennes cédaient en général plus promptement que les gales récentes. Mais ici, comme dans beaucoup d'autres cas, nous avons encore trouvé quelques exceptions particulières qui ne détruisent point l'assertion générale.

Art. II. *Fumigations cinabrées.*

Pendant le mois de novembre 1820, trente galeux ont été pris indistinctement pour être traités par ces fumigations.

```
3 guérirent avec          7 fumigations.
8................... 10 à 13
8................ 14 à 20
6................ 25 à 30
4............... 33 à 34
1 voulut sortir à la 37ᵉ, sans être guéri.
```

Les premiers guéris avaient généralement une gale peu intense ; chez deux cependant l'éruption était assez considérable. Plusieurs de ceux qui sortirent les derniers de l'hôpital, étaient affectés de gale pustuleuse.

Ces fumigations ont l'inconvénient de produire assez souvent des éruptions de boutons rouges, des furoncles, de la faiblesse, et quelquefois des douleurs à la région épigastrique. Nous n'avons point remarqué beaucoup d'accidens observés par d'anciens auteurs, tels que le ptyalisme, des ulcérations buccales, la chute des dents, la diarrhée, la toux, la phthisie. Cela tient probablement à ce que ces fumigations n'ont été administrées que tous les deux jours dans un appareil mieux conditionné que ceux dont on avait fait usage jusqu'à présent, et à ce que la quantité de cinabre était moins considérable.

Dans quelques occasions la guérison s'opère assez rapidement; mais le plus souvent le traitement se prolonge beaucoup, et il n'est pas très-rare de voir les malades se refuser à le continuer davantage. Ainsi ce moyen, qui peut bien avoir son utilité dans des cas particuliers, peut à peu près être comparé aux fumigations sulfureuses dans les cas ordinaires.

Art. III. *Fumigations alcoholiques.*

C'est surtout ici que nous avons mieux senti la nécessité de multiplier beaucoup les faits et de les grouper en masse, avant de pouvoir en déduire quelque chose de certain et d'invariable. Nos premiers essais ont été on ne peut plus heureux; tout semblait annoncer que ce moyen remplacerait avec succès la plupart des autres remèdes anti-psoriques, et que sa cherté serait plus que compensée par la différence dans la durée du séjour des malades à l'hôpital Saint-Louis, et par l'avantage immense qu'il offre de ne point gâter le linge comme le fait le traitement ordinaire.

Dix galeuses, prises au hasard, furent traitées successivement par les fumigations alcoholiques dans des appareils particuliers où l'on mettait un poisson (centilitres 11 , 6) d'alcohol à vingt-deux degrés.

La 1re. guérit en 5 jours avec 3 fumigations.
2e.............. 12............ 5
3e.............. id........... id.
4e.............. 10............ 4
5e.............. 9............ 5
6e.............. 16............ 9
7e.............. 8............ 4
8e.............. 10............ 6
9e.............. 10............ 3
10e.............. 10............ 10

Plusieurs des galeuses, soumises à l'expérience, n'avaient à la vérité qu'une éruption psorique peu nombreuse ; mais chez les autres la quantité de boutons était assez grande , notamment chez deux d'entre elles, qui en avaient presque le corps couvert , et qui sortirent parfaitement bien guéries , l'une après avoir pris cinq fumiga-tions, et l'autre neuf. Elles nous témoignèrent même avant de partir toute leur surprise d'une si prompte guérison. Encouragés par ces pre-miers essais , nous résolûmes d'appliquer le même moyen à un plus grand nombre de cas.

Trente nouvelles galeuses furent prises à cet effet , et traitées dans le grand appareil fumiga-toire. On ne porta le nombre de poissons d'al-cohol qu'à cinq , pour douze galeuses. Cette quantité d'alcohol nous parut suffisante et équi-valoir à peu près à un poisson pour une personne dans un appareil particulier, où il s'en perd toujours une certaine quantité.

4 prirent pour entière guérison	3 à	5	fumigations.
10........................	6 à	8	
6........................	14 à	17	
8........................	17 à	20	
1 en prit................		27	
1........................		35	

Les malades qui firent le sujet de cette seconde expérience , portaient en général une éruption psorique assez nombreuse et de trois variétés différentes. Cependant les résultats obtenus furent tellement différens de ceux de la première, que nous dûmes en chercher la cause. Nous pensâmes dès-lors que cela pouvait tenir à la manière d'administrer les fumigations ; c'est pourquoi je pris le parti de me rendre tous les jours, avant cinq heures du matin , dans la salle des fumigations pour les diriger plus sûrement. J'avais soin de faire mettre le thermomètre toujours à peu près au même point , c'est-à-dire de cinquante à cinquante-cinq degrés. Alors les malades se mettaient dans l'appareil, et immédiatement après , je versais peu à peu cinq poissons d'alcohol dans un entonnoir qui arrivait par un conduit sur une plaque préliminairement échauffée (1) , et de laquelle l'alcohol s'évaporait dans

_____

(1) Il est nécessaire de n'élever la température de la plaque qu'à un certain degré, et de ne verser l'alchool

tout l'appareil. La durée de la séance était en général de vingt-cinq à trente minutes.

Sur douze galeuses :

1 prit, pour obtenir sa guérison, 5 fumigat.
1................................. 7
4 en prirent...................... 9 à 11
2................................. 25 à 27
4................................. 28 à 32

Notre attente n'ayant point été réalisée, nous essayâmes d'augmenter la quantité d'alcohol ; nous portâmes alors le nombre des mesures à huit et à neuf, nombre que l'on ne peut guère surpasser sans s'exposer à quelques dangers. Les malades d'ailleurs ne restent pas assez longtemps pour pouvoir en faire évaporer davantage.

Sur dix galeuses traitées de cette manière,

1 guérit avec 5 fumigations.
1............... 6
1............... 9
1............... 10
1............... 15
1............... 16
1............... 20
1............... 21
1............... 40
1............... 30, sans guérison.

Il est à remarquer que, dans ce dernier essai,

que peu à peu, pour éviter son inflammation, qui pourrait avoir lieu, et produire des accidens très-graves.

presque toutes les galeuses étaient affectées de gale ordinaire très-intense.

Ces nouveaux résultats ayant beaucoup changé nos premières idées, M. Lugol essaya encore de traiter plusieurs malades dans les petits appareils particuliers qui nous offrirent plus de succès, mais non pas les mêmes que nous avions obtenus de notre première expérience. Nous sommes cependant convaincus que ces appareils, pour une personne seule, présentent un avantage bien supérieur à celui destiné pour douze personnes ; et ceci est commun aux fumigations de toute nature.

Pendant le cours de ce traitement, les malades se plaignent quelquefois de fatigue, de lassitude dans les membres ; il n'est point rare non plus de voir des éruptions rougeâtres, et, dans quelques cas, des embarras gastriques. J'ai aussi observé sur plusieurs malades des engorgemens assez volumineux aux plis des bras, avec des douleurs très-fortes et impossibilité de mouvoir ces articulations ; j'en ai aussi vu au-dessus des mamelles et dans les mamelles elles-mêmes. Ces fumigations peuvent aussi sans doute produire, comme les fumigations sulfureuses, des avortemens et des maladies aiguës, quoique nous n'en ayons point observé.

De ces recherches, nous pouvons conclure que les fumigations alcoholiques, en général, ne sont point de très-bons moyens anti-pso-

riques ; mais que cependant on pourrait quelquefois les employer en ville , avec succès, chez des
personnes aisées , qui ne peuvent se soustraire
à la société , dont les privent toujours, plus ou
moins, les anti-psoriques dont on s'est servi
jusqu'à présent. Ces fumigations auraient surtout l'avantage de n'être point désagréables, et
de donner, au contraire , une certaine souplesse
à la peau. Si, pendant leur administration , on
s'apercevait d'un léger engorgement dans une
articulation, leur cessation et l'emploi des émolliens suffiraient pour les faire disparaître. On
administrera avec beaucoup d'avantage , de
temps en temps, des bains d'eau simple. Nous
avons fait usage quelquefois , avec succès, des
fumigations alcoholiques, alternativement avec
des bains d'eau ; mais la durée du traitement en
était trop prolongée ; ce qui nous y a fait renoncer, comme méthode générale de traitement.

Art. IV. *Fumigations sulfureuses et cinabrées ,
alternativement.*

Trente galeux furent traités de cette manière, pendant le mois de novembre 1820.

8 guérirent avec 6 à 8 fumigations.
12................ 11 à 14
6.............. 14 à 18
2............... 20 à 25
1 ne guérit qu'avec   30
1................   38

Ce dernier sortit incomplètement guéri. On peut voir, d'après cet aperçu, que la combinaison de ces deux espèces de fumigations n'a pas eu beaucoup plus de succès que l'usage de chacune d'elles séparément.

Je terminerai ce que j'ai à dire sur les fumigations, en faisant remarquer qu'en général, quelles que soient celles que l'on administre, elles ont l'inconvénient de produire souvent des éruptions, qu'il n'est pas toujours facile de distinguer de la gale. Beaucoup de malades, d'ailleurs, ne peuvent pas les supporter. Elles sont enfin très-variables dans leur action ; quelfois même ce serait en vain qu'on en prolongerait l'usage pour obtenir une guérison, qui ne peut avoir lieu que par d'autres moyens.

XXXIXe. Observation.

Gale pustuleuse sur les mains, entre les doigts, autour des poignets et aux aisselles, avec avortement déterminé par une fumigation sulfureuse.

L***., Julie, âgée de dix-huit ans, était enceinte de deux mois et demi, quand elle vint à l'hôpital Saint-Louis. On observait, entre les doigts, des croûtes jaunâtres très-épaisses, recouvrant une matière purulente ; on en remarquait également aux aisselles ; le dos des mains et la partie antérieure des poignets , offraient de grosses pustules purulentes , et plusieurs vésicules aplaties, contenant un liquide qui commençait à devenir opaque. Il n'y avait presque pas de démangeaison. La contagion avait eu lieu par une paire de gants. On commença les fumigations sulfureuses : la première et la seconde ne produisirent aucun effet sensible ; la troisième détermina un léger écoulement sanguin par la vulve, avec quelques douleurs dans les cuisses et dans la région lombaire. La malade ne nous avertit point de cette circonstance accidentelle , et prit une quatrième fumigation , qui fut suivie d'une hémorrhagie utérine très-abondante, de douleurs plus fortes dans la région lombaire et dans les cuisses ; la région hypogastrique était sensible à la pression ; la céphalalgie était très-forte, et le pouls fréquent. Plusieurs jours se passèrent dans le même état, malgré la prescription de tous les moyens convenables en pareil cas. Le douzième, l'hémorrhagie utérine était encore très-abondante, la face pâle, le pouls très-petit et accéléré ; il y avait un sentiment de faiblesse générale, des vertiges, et très-souvent des syncopes : au milieu de cette série de symptômes, le fœtus fut expulsé, et l'hémorrhagie cessa. Pendant que duraient ces symptômes alarmans , la gale perdit beaucoup

de son intensité ; il restait cependant encore plusieurs vésicules séreuses et des pustules purulentes
sur les poignets, qui disparurent en très-peu de
temps, par l'usage des lotions sulfuro-savonneuses.
L***., Julie, conserva pendant trois semaines
un sentiment de faiblesse dans les membres inférieurs.

XL². Observation.

Gale boutonnée, résistant à quatre-vingts fu-
migations sulfureuses, à une pommade de
muriate de soude employée pendant quinze
jours, et cédant en neuf jours à une pom-
made soufrée ordinaire.

Malord, Anne, brodeuse, âgée de trente-
huit ans, entra à l'hôpital Saint-Louis, le 30
septembre 1820, pour y être traitée d'une
gale qu'elle avait prise, trois semaines auparavant, en couchant avec une personne affectée
de cette maladie. On voyait beaucoup de vésicules et de boutons psoriques très-bien marqués sur les doigts, dans leurs interstices, autour des poignets, et sur la partie antérieure
des avant-bras. Aux aisselles, il y avait des
croûtes jaunâtres, et des boutons rouges en-
flammés. On remarquait aussi sur la poitrine,
les cuisses et les jambes, quelques boutons de

gale. Le prurit était assez considérable sur toutes ces parties, et augmentait beaucoup quand la malade était couchée. Il y avait une exostose syphilitique de la grosseur d'une noix, à la partie supérieure du sternum, et deux autres sur les tibia. On commença un traitement par les fumigations sulfureuses qui furent continuées tous les jours ; on ne les suspendit que les dimanches, et à l'époque de la menstruation. Malord en reçut quatre-vingts, qu'elle supporta avec peine, mais avec beaucoup de courage et de patience, quoique sa maladie ne se terminât point. Il restait toujours entre les doigts, et autour des poignets, des boutons et quelques vésicules psoriques. On observait, en outre, sur la poitrine et les bras, de très-petites ulcérations fort douloureuses, produites par les fumigations. Il existait depuis long-temps des douleurs à l'épigastre, un sentiment de faiblesse générale, des défaillances et quelquefois des syncopes. Quand la malade sortait des fumigations, elle éprouvait presque toujours une céphalagie très-forte, accompagnée de malaise, de fatigues dans les membres, et d'un grand abattement : ces phénomènes disparaissaient en partie pendant la journée. Malord ayant beaucoup maigri, et la digestion commençant à se troubler, nous désespérâmes d'obtenir sa guérison par les fumigations, dont nous avions à redouter les suites fâcheuses, car la malade était très-fatiguée. On la laissa donc reposer pendant une quinzaine de jours; elle prenait seulement des bains simples, et faisait des lotions émollientes. La démangeaison et l'éruption ne diminuant pas, M. Lugol ordonna un second traitement avec une pommade composée de sel marin et d'axonge, à parties égales. Au bout de quinze jours, il n'y avait point d'amélioration. Un troisième traitement par la pommade sulfureuse guérit la malade en neuf jours. Malord sortit de l'hôpital, le 24 février 1821, ne conservant presque plus aucune trace des exostoses syphilitiques qu'elle portait à son entrée; elles avaient disparu graduellement par le seul emploi des fumigations sulfureuses.

Cette observation est très-curieuse, non-seulement par la disparition des exostoses syphilitiques, mais encore par l'opiniâtreté avec laquelle la gale a résisté au traitement. On ne peut point regarder l'éruption qui a persisté sur les poignets et entre les doigts comme formée de vésicules que l'on a appelées lymphatiques; car elle n'en avait nullement le caractère, et pour preuve, c'est qu'elle n'a point cédé à un traitement émollient, qui aurait nécessairement procuré la guérison, si cette éruption n'eût point été de nature galeuse.

XLIe. OBSERVATION.

Gale boutonnée, pendant la durée de laquelle se développa une pleurésie, à la suite d'une fumigation sulfureuse, avec disparition d'une très-grande partie de l'éruption psorique.

Lacour, Adèle, âgée de vingt-trois ans, brunisseuse, d'une forte constitution et d'un tempérament sanguin, entra à l'hôpital Saint-Louis, le 30 septembre 1821. Elle avait contracté la gale, quinze jours auparavant, en couchant dans des draps sales. Il y avait entre les doigts, sur les mains, autour des poignets et aux aisselles, des boutons opaques, sans changement de couleur à la peau, et des vésicules transparentes, avec une démangeaison très-forte. Traitée par les fumigations sulfureuses, cette malade éprouva, à la suite de la première, quelques douleurs dans la poitrine, et un peu de gêne pour respirer, dont elle ne se plaignit point. Le 4 octobre, une seconde fumigation détermina une douleur sourde dans le côté droit de la poitrine, se prolongeant jusqu'à la clavicule et l'épaule du même côté. Cette douleur augmentait beaucoup par une inspiration un peu forte, et par la pression ; la respiration était courte, difficile, et fréquente ; peu ou point de céphalalgie ; soif légère. Les jours suivans, continuation des symptômes, qui furent heureusement combattus par la diète, les émolliens, les saignées générales et les vésicatoires. Le 16, Lacour était en pleine convalescence, et elle ne conservait de sa gale que quelques boutons entre les doigts, qui lui parurent de si peu d'importance, qu'elle ne voulut point rester pour commencer un traitement anti-psorique. Elle sortit, quelques jours après, de l'hôpital, où elle rentra, environ trois semaines plus tard, ayant le corps et les membres couverts de gale, sans s'être exposée à une nouvelle contagion. Des frictions avec une pommade soufrée procurèrent la guérison en dix-neuf jours.

Je dois faire observer que Lacour avait essuyé une pneumonie à l'âge de vingt et un ans, et qu'elle ne jouissait d'une assez bonne santé que depuis six mois, lorsqu'elle vint à l'hôpital Saint-Louis réclamer des soins pour sa gale.

J'ai encore vu un cas de pleurésie manifestée à la suite d'une fumigation sulfureuse, chez une jeune fille, qui venait d'être réglée pour la troisième fois. Je pense qu'il est inutile de le rappeler.

CHAPITRE III.

DES BAINS.

Art. 1ᵉʳ. *Bains sulfureux et alcalins.*

CELSE a conseillé dans le traitement de la gale les bains d'eaux minérales naturelles sulfureuses, qui sont encore usités aujourd'hui dans plusieurs pays. Depuis cette époque plusieurs médecins ont employé les bains sulfureux artificiels pour procurer la guérison de la gale ; voici la manière dont s'exprime J. P. Franck (*epitome de cur. homin. morbis*) : « Ipsum verò sulphur, tum vaporis, tum balnei, tum unguenti sub formâ, æquali cum successu adhibetur. » M. Jadelot, médecin de l'hôpital des enfans, a beaucoup étendu l'usage des bains sulfureux qu'il administre seuls pour tout traitement. Ce médecin a retiré de cette méthode beaucoup d'avantages, relativement au linge qui n'en est point sali. La durée du traitement paraît aussi être assez courte. On se sert du sulfure de potasse dissous dans une petite quantité d'eau à la dose de quatre à cinq onces pour un bain de cent cinquante litres d'eau ; il faut avoir soin de couvrir la baignoire avec un drap pour empêcher le dégagement de l'hydrogène sulfuré qui produirait des accidens si les malades le respiraient. Ces bains ont été administrés à l'hôpital Saint-Louis sur un assez bon nombre de galeuses qui en prenaient un tous les jours. Quelques-unes ont guéri avec quatre, cinq ou sept bains ; la plus grande partie en ont pris dix, douze, ou quinze ; enfin il y en eut une qui en prit jusqu'à trente et une autre trente-huit. Cette dernière malade n'était pas encore guérie quand elle sortit de l'hôpital. Son observation est assez intéressante pour être rapportée.

XLIIe. OBSERVATION.

Gale boutonnée siégeant sur les mains, les avant-bras et les cuisses. Guérison incomplète après trente-huit bains sulfureux.

Godart, Henriette, âgée de dix-neuf ans, marchande de poissons, avait la gale depuis huit jours lorsqu'elle entra à l'hôpital Saint-Louis le 3 juillet 1821. C'était la première fois qu'elle avait cette maladie ; on remarquait sur les mains, entre les doigts, des vésicules aqueuses et des boutons bien marqués sans changement de couleur à la peau ; il y avait sur les avant-bras de petites excoriations rougeâtres et des boutons de gale aux cuisses, surtout à leur face interne, où on en voyait une assez grande quantité. La démangeaison, qui était modérée, augmentait beaucoup par la chaleur. Godart eut un bain sulfureux tous les jours ; après en avoir pris quinze, elle n'avait plus de boutons sur les cuisses ni entre les doigts ; mais il lui en restait encore aux poignets et sur les avant-bras. On continua les bains sulfureux jusqu'au trentième sans aucun succès ; la malade fut mise alors pendant dix jours aux émolliens pour tout traitement.

L'affection loin de diminuer augmenta d'intensité, c'est pourquoi on recommença les bains ; mais après le huitième, ennuyée de n'être pas guérie, Godart ne voulut pas rester davantage à l'hôpital Saint-Louis ; elle sortit le 6 septembre 1821, ayant encore des boutons opaques et prurigineux autour des poignets.

Il faut remarquer que nous n'avons eu que cet exemple d'une malade qui ait pris une aussi grande quantité de bains sulfureux sans obtenir une guérison parfaite ; mais nous avons rencontré assez souvent des galeuses chez lesquelles le traitement s'est beaucoup prolongé, ce qui devenait alors très-dispendieux.

Voici un cas dans lequel la guérison a eu lieu très-promptement.

***

XLIII°. OBSERVATION.

Gale boutonnée assez intense, guérie avec quatre bains sulfureux.

Une galeuse, âgée de vingt ans, entra à l'hôpital Saint-Louis le 3 juillet 1821; elle avait une gale boutonnée très-intense sur le poignet et l'avant-bras du côté droit; il y avait aussi des croûtes jaunâtres avec un suintement séreux entre les doigts et aux aisselles; on voyait quelques boutons sur les jambes et point ailleurs. La démangeaison était assez forte, elle augmentait considérablement le soir et pendant la nuit. On prescrivit un bain sulfureux qui diminua beaucoup la démangeaison; trois autres bains furent administrés les jours suivans et procurèrent la guérison.

Les bains sulfureux excitent la transpiration et augmentent souvent l'appétit des malades; ils produisent quelquefois dans le principe des boutons qui s'affaissent les jours suivans. Nous avons fréquemment observé pendant leur usage le développement de furoncles sur le corps et les membres; enfin nous avons remarqué chez huit galeuses une constipation opiniâtre et des coliques très-fortes. Cette dernière circonstance a tenu peut-être à l'inspiration d'une plus ou moins grande quantité de gaz hydrogène sulfuré qui se sera échappé de la baignoire.

Les bains sulfureux sont beaucoup préférables aux fumigations dans le traitement de la gale. Ils peuvent presque toujours être employés comme de très-bons moyens auxiliaires pour abréger la durée du traitement ; mais, administrés seuls, ils ne produisent point une guérison assez prompte pour pouvoir être mis en usage comme méthode générale de traitement ; ils deviennent beaucoup trop dispendieux pour les grands hôpitaux. En ville, on peut en administrer deux par jour, la guérison est alors beaucoup accélérée ; mais on conçoit que cela est impossible pour les établissemens publics où l'on est même obligé de consacrer alternativement un jour pour les hommes et un autre pour les femmes.

Les bains alcalins peuvent aussi être prescrits très-utilement dans la gale comme moyens auxiliaires ; nous avons vu à l'hôpital Saint-Louis leur usage suivi fréquemment d'heureux effets. Employés comme méthode générale de traitement, ils n'ont pas le même avantage, et ils encourent les reproches que nous venons de faire aux bains sulfureux ; ce qui nous dispense d'en parler plus longuement.

Art. II. *Bains de vapeurs aqueuses.*

Mon sujet ne me permettant pas de m'étendre sur ces bains considérés dans les maladies en général, je vais rapporter les résultats que nous avons obtenus sur quelques galeux. Ce simple essai n'a été tenté que dans la vue de savoir si ces bains pourraient guérir la gale.

Dix malades ont été soumis à l'expérience.

1 guérit avec.....................	6 bains.
1..	12
1..	14
1..	20
2..	25
1..	30
1..	32
1..	36

1 fut obligé de les cesser, à cause de divers accidens. (Observ. XLVIe.)

Plusieurs malades se plaiguirent d'éprouver pendant le traitement des douleurs dans les membres, des étourdissemens, de la céphalalgie, et un sentiment de malaise général.

Chez presque tous, l'affection psorique dégénéra, et passa à l'état de suppuration. Il se forma des espèces de croûtes dartreuses, plus ou moins étendues, qui tombèrent, en général, au moyen d'un bain simple, et laissèrent la peau

très-nette. Nous avons remarqué fréquemment
à la fin de la maladie des furoncles aux fesses,
qui ont retenu les galeux à l'hôpital pendant
quelque temps.

Nous allons citer trois observations qui feront
mieux connaître les phénomènes auxquels don-
nent lieu les bains de vapeurs aqueuses, administrés aux galeux.

____

XLIXe Observation.

*Gale boutonneuse très - bien marquée sur les
avant-bras, les cuisses et les fesses. Guérison
avec six bains de vapeurs.*

Le Febvre, Jules, âgé de vingt-cinq ans,
bottier, entra à l'hôpital Saint-Louis, le vingt-
quatre septembre 1821, pour y être traité d'une
gale qu'il portait depuis trois semaines ; elle
était assez intense sur les membres supérieurs
et les cuisses, et la démangeaison était très-
forte. Le Febvre fut guéri avec six bains de
vapeurs. Pendant le traitement, il éprouva un
peu de céphalalgie et des étourdissemens ; après
le second bain, plusieurs vésicules psoriques
s'ouvrirent et se désséchèrent ; plus tard il se
développa des boutons qui passèrent à l'état purulent, et donnèrent issue à la matière qui se

dessécha, et tomba sous la forme de croûtes épaisses et arrondies.

Le Febvre sortit de l'hôpital Saint-Louis, le premier octobre.

XLVᵉ. Observation.

Gale boutonneuse assez intense sur les membres supérieurs, entre les doigts et à la face interne des cuisses. Guérison avec vingt bains de vapeurs.

Bizoard, âgé de dix-huit ans, cocher, avait la gale depuis deux mois, lorsqu'il entra à l'hôpital Saint - Louis, le vingt - quatre septembre 1821. Il avait contracté cette maladie, en couchant avec une personne qui en était affectée. On observait sur les mains, entre les doigts, sur les poignets et les avant-bras, une éruption psorique, très-nombreuse; il y avait également à la partie interne des cuisses, des boutons opaques, prurigineux, et des ulcérations plus ou moins grandes, produites par les ongles du malade; lorsque le soir arrivait, la démangeaison redoublait et persistait plus ou moins avant dans la nuit. Bizoard fut mis aux bains de vapeurs aqueuses, et il guérit avec vingt. Les mains se tuméfièrent, ainsi que les avant-bras, qui prirent une couleur légèrement rosée; toutes ces parties se couvrirent de boutons qui passèrent à l'état de suppuration, et formèrent des croûtes par la dessiccation de la matière purulente; un bain d'eau les fit tomber, et laissa la peau parfaitement nette. Il survint vers la fin du traitement quelques furoncles aux fesses, près la marche de l'anus.

Bizoard sortit de l'hôpital le 23 octobre.

XLVIe. Observation.

Gale boutonneuse accompagnée de divers accidens développés par les bains de vapeurs. Guérison incomplète.

Guérain, Antoine − Joseph, âgé de vingt-quatre ans, ciseleur, avait une gale ordinaire sur les avant-bras, les poignets et les mains. Il fut mis aux bains de vapeurs pour traitement anti-psorique. Les premiers produisirent de la céphalalgie, des picotemens et de la rougeur dans les membres; on les cessa pendant quelques jours, et on en reprit ensuite l'usage. Une éruption de boutons purulens, semblables à ceux que j'ai indiqués pour les observations précédentes, ne tardèrent point à se manifester; les mains se tuméfièrent considérablement, et le

mouvement des doigts devint impossible. Guérain ne pouvait pas non plus plier l'avant - bras
sur le bras ; il fut aussi affecté d'une tumeur qui
se manifesta à l'aisselle du côté droit : on suspendit les bains de vapeurs, et on recouvrit
toutes ces parties de fomentations émollientes, en
même temps qu'on administra les bains simples.

Depuis quatre jours que l'on emploie ces
moyens, le malade va beaucoup mieux ; les
pustules purulentes s'ouvrent d'elles - mêmes,
et forment des croûtes qui tombent par les
émolliens. Des boutons pscriques se manifestent
de nouveau entre les doigts, et seront traités dans
quelques jours par les bains sulfureux ou une
pommade soufrée.

Lorsqu'on entre dans les bains de vapeurs,
on éprouve une chaleur modérée, et une gêne
plus ou moins grande pour respirer ; un sentiment de picotement ne tarde pas à se faire
sentir sur tout le corps, la respiration et le pouls
s'accélèrent, la peau rougit, et la face s'injecte.
Si la chaleur des bains est plus élevée, tous
ces phénomènes se prononcent davantage ; on
éprouve un sentiment d'ardeur brûlante, et
des boutons rougeâtres, ou vésiculeux, se développent quelquefois sur diverses parties du corps,
avec des tiraillemens très - pénibles à la région
épigastrique. J'ai éprouvé ces derniers phénomènes sur moi-même, en m'exposant dans un

bain de vapeurs à la plus haute température possible, dans la vue de déterminer le degré de chaleur des diverses régions de l'appareil.

On a quelquefois observé de la céphalalgie, des étourdissemens et des syncopes qui doivent rendre très - circonspect dans l'emploi de ces bains sur certaines personnes.

(*Voyez la planche des bains de vapeurs à la fin de cet ouvrage.*)

CHAPITRE IV.

DES LINIMENS.

Liniment de M. Jadelot.

℞ Sulfure de potasse................ ℥ij.
   Savon blanc du commerce......... ℔ij.
   Huile de pavot................... ℔iv.
   Huile volatile de thym........... ℥ij.

On pile le sulfure de potasse dans un mortier de fer légèrement chauffé ; on le passe de suite dans un tamis, et on l'enferme pulvérisé dans un flacon bien sec et bien bouché, ou bien l'on fait dissoudre le sulfure de potasse dans le tiers de son poids d'eau, qu'on y ajoute douze heures avant de composer le liniment. On râpe le savon et on le fait fondre au bain-marie, dans une marmite de terre, en l'agitant avec un pilon de bois; on y ajoute peu à peu la moitié de l'huile de pavot en triturant, et laissant la marmite dans le bain-marie; on met ensuite dans un mortier de marbre le sulfure de potasse pulvérisé; on dissout dans le tiers de son poids d'eau : on y ajoute peu à peu le mélange d'huile et de savon qui était dans la marmite, en commençant par une très-petite portion de ce mélange, avec laquelle on triture fortement le sulfure de potasse; on continue de triturer jusqu'à ce qu'il ne reste plus de grumeaux de savon. On mêle ensuite exactement la dernière moitié de l'huile de pavot et l'huile volatile de thym.

On s'en frotte toutes les parties affectées deux fois le jour, en ayant soin de ne point en laisser séjourner dans les plis des articulations, et on fait laver la peau une fois le jour avec de l'eau tiède. La dose ordinaire de chaque friction est d'une once environ.

Trente galeux traités à l'hôpital Saint-Louis par ce liniment nous ont offert les résultats suivans :

2 guérirent dans l'espace de   5 jours.
4.......................... 6 à 7
2.......................... 9
5.......................... 10 à 13
10.......................... 14 à 15

4 guérirent dans l'espace de 19 à 20 jours.

2........................   23

1........................   35

La plupart des malades ont éprouvé pendant le traitement des cuissons très-fortes ; il y en eut à peu près la moitié qui furent affectés d'éruptions rouges très-douloureuses et fort étendues, qui ne se calmèrent que par l'usage répété des bains émolliens, des fomentations de même nature et des délayans à l'intérieur. Nous observâmes sur une personne de seize ans, faible et sensible, une éruption de boutons rouges accompagnée d'une ardeur brûlante et d'une fièvre très-forte, avec insomnie ; cette éruption recouvrait tout le col, la poitrine et les bras.

Le liniment de M. Jadelot pourrait être employé avec succès, chez certains individus peu irritables, et dans plusieurs circonstances particulières déterminées par un praticien judicieux ; mais on commettrait une grave erreur, et on ferait beaucoup de mal si l'on voulait en faire un usage général. Toutefois, nous avons pensé qu'on pourrait apporter des modifications utiles à ce médicament, c'est ce qui engagea M. Lugol à faire usage de la préparation suivante.

℞ Savon blanc............ }
Huile de pavot........ } de chaque ℔j.
Sulfure de potasse...................... ℥j.

Ce moyen a eu quelques avantages dans plusieurs cas ; mais nos observations ne sont point assez nombreuses pour pouvoir en déduire une conséquence générale.

Liniment de M. Valentin.

℞ Soufre gris ou natif. ⎱ de chaque parties égales.
 Chaux vive............ ⎰

Triturés et réduits en poudre très-fine, incorporés dans suffisante quantité d'huile d'olives ou d'amandes douces, on en forme un liniment d'une consistance onguentacée, propre à frictionner les parties affectées.

De trente galeuses traitées par cette méthode,

3 guérirent dans l'espace de	6 jours.
4.........................	8
3.........................	10
5.........................	12 à 14
13.........................	15 à 16
2.........................	19

Nous avons observé pendant la durée du traitement un peu de rougeur sur deux malades, et une légère efflorescenee chez quelques autres. Il faut avoir soin de frotter légèrement la peau, pour prévenir ces inconvéniens.

Liniment de M. Vaidy.

℞ Camphre................... ℨij.
Huile d'amande douce...... ℥ij.
Triturez.

Trente galeuses ont été mises à l'usage de ce moyen.

       2 guérirent en 5 à 6 jours.
       3............ 8
       8........... 10 à 11
       5........... 14
       9........... 15 à 17
       3........... 20 à 22

Nous n'avons rien observé de notable pendant le traitement. Ce liniment est un peu cher.

Liniment ammoniacal de Peyrilhe.

℞ Huile d'olives.............. ℥ij.
Ammoniaque liquide....... ℨij.

M. Gallée, professeur de chirurgie à l'hôpital militaire de Rennes, a fait de nombreuses expériences sur ce liniment; nous l'avons également employé à l'hôpital Saint-Louis.

Plusieurs malades ont obtenu leur guérison au bout de huit ou dix jours; la majeure partie a été guérie dans quinze à dix-sept jours; quelques uns dûrent prolonger le traitement un peu plus long-temps.

Ce médicament a produit, dans quelques occasions, des cuissons assez fortes, et des irritations plus ou moins considérables, accompagnées d'éruptions qui ont été heureusement
combattues par les bains simples et les fomentations émollientes.

On a proposé l'addition du camphre pour
diminuer les cuissons et empêcher le développement des éruptions inflammatoires. M. Lugol
en fit ajouter une quantité égale à celle de l'ammoniaque.

Ce liniment ayant été ainsi modifié, nous ne
remarquâmes que quelques faibles rougeurs dans
très-peu de cas, et les malades ne se plaignirent
d'éprouver aucune incommodité.

La racine de dentelaire a été conseillée pour la
guérison de la gale, et M. Sumeyre en a fait
un grand éloge. Cependant la plupart des pra-
ticiens, qui l'ont mise en usage, sont bien loin
d'être du même avis; plusieurs, au contraire,
rapportent des observations où l'emploi de cette
plante a été suivi d'effets très-fâcheux. Nos observations sur beaucoup de plantes analogues à
la dentelaire, nous faisaient pencher du côté de
ces derniers; mais, comme d'un autre côté,
M. Sumeyre prétend que les effets malheureux
que l'on a observés, dépendent de la mauvaise
manière de préparer son remède, nous ne voulûmes point passer sur ce point avant d'avoir

cherché à le résoudre par la voie expérimen-
tale.

Liniment de M. Sumeyre.

♃ Racine de dentelaire... deux ou trois poignées.
Huile d'olive......... une livre.

Pilez la racine dans un mortier de marbre, versez ensuite dessus l'huile bouillante, et agitez ensemble pendant trois ou quatre minutes; mettez le tout sur un linge, et quand l'huile sera passée, exprimez fortement la racine, dont on ne laissera qu'une partie dans le linge qu'on liera en forme de nouet pour frictionner les malades. On devra tremper ce nouet dans l'huile bien chaude toutes les fois qu'on s'en servira.

Plusieurs galeuses ont été traitées par ce liniment à l'hôpital Saint-Louis pendant le mois de juillet dernier; quelques unes furent guéries en dix-huit ou vingt jours; mais les autres furent obligées de continuer le traitement pendant un mois et plus.

Nous avons observé plusieurs récidives et plusieurs éruptions de boutons inflammatoires; quelques malades se plaignirent d'éprouver un sentiment de cuisson qui était d'ailleurs assez peu marqué, excepté lorsque la gale présentait des petites ulcérations. En général, nous n'avons pas remarqué beaucoup de changement dans les premiers jours du traitement; mais, au douzième, ou quinzième, nous avons vu, sur plusieurs malades, un changement très-rapide; les boutons et les ulcérations se sont desséchés en quelques jours, et la guérison n'a pas tardé à s'opérer. Il y eut deux cas dans lesquels le traitement fut continué pendant trente-trois jours sans succès. Il y avait toujours sur diverses parties du corps des boutons opaques prurigineux et d'autres de nature inflammatoire. Nous fûmes obligés de donner la pommade sulfuro-savonneuse, qui procura en peu de jours une guérison complète. Nous avons remarqué sur beaucoup de malades des furoncles aux bras, aux aisselles, au dos et à la poitrine, ainsi qu'aux membres inférieurs.

D'après ce que nous venons de dire, on peut se convaincre que ce moyen est un anti-psorique infidèle, qu'il expose quelquefois à des récidives, et à des éruptions inflammatoires; que la durée du traitement est ordinairement très-longue, et que par conséquent on doit entièrement renoncer à son usage d'autant plus qu'il est très-sale et très-dégoûtant.

Nous ne nous étendrons pas davantage sur les linimens, dont la majeure partie offre le grand inconvénient d'être fort rebutant et de tacher le linge.

CHAPITRE V.

Des lotions.

Divers médicamens ont été employés en lotions dans le traitement de la gale, afin de prévenir ou de diminuer le dégoût qu'occasionent ordinairement les pommades dont nous traiterons dans le chapitre suivant. On a donné plus particulièrement, sous cette forme, les plantes âcres et irritantes, les acides minéraux plus ou moins affaiblis, les mercuriaux et autres substances minérales. Ainsi on a conseillé des lotions avec une décoction de staphisaigre, d'ellébore, de dentelaire; on s'est servi des acides sulfurique et muriatique étendus d'eau; des lotions mercurielles, d'une solution de sublimé-corrosif dans l'eau, ou dans une décoction de plantes âcres, etc. L'application de semblables médicamens sur la peau, a produit des effets relatifs à leur degré de causticité ou de concentration, et a donné lieu à beaucoup d'inconvéniens et même à de graves accidens.

On a encore proposé beaucoup d'autres médicamens moins dangereux que les précédens; mais qui n'ont en général que fort peu d'efficacité. Je me contenterai de citer les décoctions de scordium, de pavots, de feuilles de chêne, d'écorce de peuplier; les solutions d'alumine, de sulfate de zinc; l'eau de chaux, l'alcohol pur et les bains de mer.

La décoction de tabac, usitée depuis un grand nombre d'années, a eu plus de succès que les préparations précédentes ; il en est de même des lotions de MM. les professeurs Alibert et Dupuytren, qui, quoique n'étant point exemptes de beaucoup d'inconvéniens et même de dan-gers , ont pourtant réussi assez fréquemment par les modifications heureuses que ces prati-ciens célèbres leur ont fait subir.

Lotion de M. Ranque.

℞ Poudre de graines de staphisaigre.... ℥ ß.
    Extrait de pavot indigène.......... ℨij.
    Eau commune................... ℔ij.

Faites bouillir pendant trois-quarts d'heure; agitez la liqueur toutes les fois que vous vous en servirez.

Cette lotion est, selon son auteur, très-efficace dans le traitement de la gale.

Mise en pratique à l'hôpital Saint–Louis pendant les mois de juillet, août et septembre 1821, elle procura quelques guérisons dans l'espace de douze à quinze jours. Plusieurs malades con-

tinuèrent le traitement pendant vingt - cinq,
trente, trente-cinq jours et même davautage;
des douleurs dans les membres ont été fréquemment observées avec des éruptions inflammatoires très-intenses. Deux galeuses qui s'étaient
frictionnées plusieurs fois dans un jour toutes
les parties du corps, furent couvertes de boutons
rouges, cuisans; elles croyaient être au milieu
des flammes; l'insomnie et la fièvre en furent
la suite.

XLVIIe. OBSERVATION.

Gale boutonneuse, traitée infructueusement pen-
dant six semaines par la lotion de staphi-
saigre et guérie en trois jours par la pommade
sulfuro-savonneuse.

Staldemeir, âgé de-dix sept ans, boulan-
ger, entra à l'hôpital Saint-Louis le 23 juillet
1821, pour y être traité de la gale; on prescrivit
un traitement par les lotions de staphisaigre
qui furent faites infructueusement jusqu'au douze
septembre; à cette époque il y avait encore sur
les avant-bras et autour des coudes beaucoup
de boutons psoriques très-prurigineux. Les douleurs et les cuissons devinrent si fortes qu'on fut
obligé de cesser le traitement par la staphisaigre.
La pommade sulfuro-savonneuse guérit cette

éruption dans l'espace de trois jours. Staldemeir
sortit de l'hôpital le seize septembre.

———————

XLVIIIe. Observation.

Gale boutonneuse sur les mains , les avant-
bras et la poitrine, présentant plusieurs ac-
cidens par la lotion de staphisaigre ; guérison
par la pommade sulfuro-savonneuse.

Canet , âgée de seize ans, couturière, d'une
bonne constitution, entra à l'hôpital Saint-
Louis le vingt-huit juillet 1821; il y avait trois
semaines qu'elle avait contracté la gale en couchant avec une personne qui en était affectée. La
démangeaison était assez forte ; on remarquait
des boutons opaques et des vésicules transparentes, entre les doigts, sur les mains, autour
des poignets , sur les avant-bras et sur la poitrine.
Les lotions de staphisaigre produisirent les premiers jours de légères cuissons; le cinquième,
une éruption inflammatoire très-intense, se manifesta sur les avant-bras et la poitrine (cessation du traitement, fomentations émollientes);
l'éruption inflammatoire ayant beaucoup diminué, on recommença les lotions de staphisaigre
qui produisirent une nouvelle éruption beaucoup plus forte que la première ; il y avait impossibilité de plier les bras, douleur très-cui-
sante, fièvre , soif et insomnie. (Fomentations

émollientes, bains tièdes, petit-lait.) Le 14 août on voyait encore quelques rougeurs sur les avant-bras et sur les mains avec des croûtes jaunâtres, assez épaisses, et des boutons prurigineux sans changement de couleur à la peau. (Bains tièdes, frictions avec la pommade sulfuro-savonneuse.) Canet sortit guérie de l'hôpital Saint-Louis le 18 août.

Qu'arriverait-il, si suivant le conseil de M. Ranque, on attachait une très-grande importance à ouvrir les pustules, soit avec une épingle, soit avec les ongles, afin que le médicament pénétrât plus facilement dans l'intérieur?

Qu'observerait-on si l'on frottait vivement avec un linge grossier toutes les parties où il s'est élevé des pustules?

Lotion de M. Bagneris.

℞ Décoction émolliente............ ℔vj.
 Acide sulfurique, depuis ʒj. jusqu'à ʒij.

Voici ce que nous avons obtenu sur trente-deux galeuses qui ont fait usage de ce remède à l'hôpital Saint-Louis.

3 guérirent en............ 6 à 8 jours.
11......................... 10 à 13
8.......................... 14 à 17
4.......................... 17 à 18
3.......................... 20 à 21
2.......................... 22
1 guérit en................ 26

On observa fréquemment des éruptions inflammatoires, des douleurs dans les articulations ; la peau nous a paru même dans quelques occasions éprouver certaines altérations
dans son tissu.

Lotion mercurielle.

℞ Acide nitrique.................... ℥j. B.
    Mercure....................... ℥j.
    Eau........................... ℔iv.

Faites selon l'art une solution.

Freitag et plusieurs autres ont employé an-
ciennement la dissolution de mercure dans l'eau
forte (acide nitrique.) M. Lugol s'en est également servi à l'hôpital Saint-Louis sur un assez
bon nombre de malades. La durée du traitement
fut ordinairement longue ; plusieurs guérirent
dans dix ou quinze jours, et quelquefois plus tôt ;
mais la plupart furent obligés de rester à l'hôpital pendant vingt, vingt-cinq, trente et quarante jours avant d'obtenir leur guérison, qui
était souvent douteuse ; car nous avons remarqué
beaucoup de récidives parmi les galeux qui ont
été traités par cette lotion mercurielle. Ce moyen
est un des plus dangereux qu'on ait employés :
éruptions très-intenses et très-douloureuses ;
douleurs dans les articulations et dans les membres ; céphalalgie ; esquinancie ; fièvre ; insomnie ;
salivations, etc ; voilà ce que j'ai observé. Les

douleurs dans les membres ont quelquefois été si violentes, que les malades se disaient consumés par un feu ardent; il y en eut plusieurs chez lesquels la marche devint douloureuse et pénible. Quelques galeux brisèrent même les pots qui contenaient cette lotion mercurielle, et ne voulurent plus s'en servir. Une semblable lotion doit être rayée de la liste des remèdes conseillés contre la gale.

On a administré quelquefois, dans le traitement de la gale, les lotions de sublimé-corrosif; mais les accidens formidables auxquels elles ont donné lieu, y ont fait entièrement renoncer. Un médecin pourrait-il en effet employer un médicament qui ne produit que trop souvent des coliques, des vomissemens, la diarrhée et quelquefois tous les phénomènes de l'empoisonnement ?

Les exemples fâcheux que rapportent les auteurs étant très-nombreux; nous n'avons pas voulu les multiplier par de nouveaux essais qui auraient pu être très-nuisibles aux malades et faire peut-être de nouvelles victimes.

Il y a d'ailleurs tant d'autres anti-psoriques, d'une efficacité reconnue, que ce serait montrer de la témérité que de vouloir leur préférer le sublimé-corrosif. Quels que fussent les avantages que présenterait une semblable substance, ils ne pourraient jamais compenser les accidens funestes auxquels elle donne lieu ordinairement, surtout lorsqu'elle est mise en usage par des mains inhabiles ou peu exercées.

Lotion de zinc.

℞ Sulfate de zinc...................... ℥ij.
Eau............................... ℔iv.

Cette préparation a été mise en usage à l'hôpital Saint-Louis sur trente galeux.

3 ont été guéris en......... 9 à 12 jours.
4............................ 16 à 17
13............................ 18 à 25
8............................ 26 à 30
2............................ 33

Nous n'avons rien remarqué de notable pendant le traitement dont la durée est ordinairement fort longue. Il en est de même des lotions faites avec l'alun (Sulfate acide d'alumine et de potasse).

Lotion de potasse.

℞ Sous-carbonate de potasse.......... ℥ij.
Eau commune..................... ℔ij.

Plusieurs galeuses, traitées par cette solution, ont été guéries en huit, quinze ou vingt jours; quelques-unes ont éprouvé des cuissons et des efflorescences érysipélaleuses. On diminua alors la quantité de carbonate de potasse ; mais la guérison fut moins prompte et il y eut quelques récidives, la gale n'ayant été guérie qu'en apparence.

La décoction de têtes de pavôts, que nous substituâmes à l'eau simple, pour diminuer l'irritation causée par le sous-carbonate de potasse, ne parut pas apporter d'amélioration.

L'opium brut, ajouté à la dose d'un ou deux gros par pinte de solution, ne fit pas non plus diminuer la cuisson, ni n'abrégea point la durée du traitement.

Les lotions de potasse ne doivent point être regardées comme un très-bon moyen anti-psoriques ; elles peuvent cependant avoir leur utilité dans quelques cas particuliers, surtout en ville, parce qu'elles n'occasionent aucune malpropreté.

Ce fut une circonstance fortuite qui nous mit sur la voie d'employer cette solution contre la gale. Nous allons la consigner dans l'observation suivante.

XLIXe. OBSERVATION.

Gale boutonnée et vésiculaire, développée sur une convalescente de la salle des galeuses, et guérie en peu de jours par une lessive de potasse.

Une jeune fille d'une forte constitution, reçue à l'hôpital Saint-Louis pour une pneumonie chronique peu intense, était employée comme convalescente dans la salle des galeuses; elle fut occupée pendant deux jours à renouveler entièrement tous les lits; bientôt elle contracta la gale et me montra les jours suivans ses poignets et ses avant-bras qui étaient couverts de boutons opaques sans changemens de couleur à la peau, et de vésicules séreuses avec une démangeaison insupportable. Afin de mieux observer l'éruption et les progrès de la maladie, je lui conseillai d'attendre trois ou quatre jours pour commencer un traitement anti-psorique. Pendant cette intervalle elle fit le récurage des gobelets d'étain et autres instrumens nécessaires à une salle de malades; deux jours après je fus surpris de la voir parfaitement bien guérie; n'ayant au lieu de son éruption qu'une efflorescence érysipélateuse de l'épiderme.

Une lessive avec la potasse avait servi au récurage.

Lotion alcoholique.

Nous avons vu les lotions faites avec l'alcohol pur, guérir la gale dans quelques cas ; mais le plus souvent elles sont insuffisantes, ou bien il faudrait les continuer pendant très-long-temps, et alors il se développe quelquefois des engorgemens dans les articulations.

Lotion d'eau-de-vie camphrée.

Nous avons retiré d'assez bons effets de cette préparation sur quelques malades, notamment lorsque la gale était ancienne, la peau dure et rugueuse ; mais, dans le plus grand nombre des cas, le traitement a été fort long et la guérison douteuse. Les louanges que l'on a données au camphre contre la gale, auraient pu faire croire à des résultats plus heureux.

Lotion alcoholique savonneuse.

℞ Alcohol.......................... ℔ij.
Savon blanc...................... ℥viij.

Faites selon l'art une solution.

C'est en cherchant à éviter la malpropreté produite par la plupart des anti-psoriques, que M. Lugol eut l'idée d'essayer une solution de savon blanc dans l'alcohol.

Trente-deux galeuses furent traitées par cette solution.

```
2 guérirent en................      5 jours.
4.......................... 10 à 11
12......................... 12 à 15
9......................... 16 à 18
3......................... 23 à 25
2......................... 29
```

Ce médicament est un peu cher, et il ne procure point la guérison dans un temps assez court pour être employé dans les hôpitaux ; mais il peut très-bien convenir dans quelques cas particuliers. Je l'ai employé en ville avec assez d'avantage sur des malades qui répugnaient beaucoup à l'usage des pommades, ou qui ne pouvaient point les supporter. J'ai remarqué quelquefois, pendant le traitement, des engorgemens aux plis des bras et aux aisselles. On remédiera facilement à cet accident, en suspendant le traitement et en prescrivant quelques bains tièdes.

La lotion alcoholique savonneuse offre l'avantage de ne point avoir de mauvaise odeur, de ne point tacher le linge, de donner une certaine souplesse à la peau, et de pouvoir être mise en usage sans que les malades soient obligés d'interrompre leur rapport d'affaires ni de société.

Lotion de tabac.

```
♃ Feuilles de tabac hachées...... iij.
  Eau............................ ℔ij.
```

Faites bouillir légèrement.

Nous avons observé trente et une galeuses qui ont été traitées par cette décoction à l'hôpital Saint-Louis.

2 ont obtenu leur guérison en	6 jours.
7..........................	7
3..........................	10
6..........................	12 à 15
10..........................	17 à 20
3..........................	23 à 25

Nous avons remarqué pendant le traitement quelques légères irritations, qui ne peuvent point être considérées comme un grand inconvénient ; deux malades ont éprouvé des nausées, l'une au troisième jour, et l'autre au septième.

Les autres ont observé quelquefois des lassitudes dans les membres, des vertiges, des coliques et des vomissemens.

L'usage du tabac dans le traitement de la gale remonte à un temps fort reculé ; on en a fait un fréquent usage dans les hôpitaux civils et militaires, et il est certain qu'il a eu souvent du succès ; mais il est presque entièrement abandonné de nos jours, il n'y a guère que quelques contrées où cet anti-psorique jouisse encore d'une grande réputation.

Dans le département où je suis né, par exemple (Pas de Calais), presque tous les indigens, qui ont la gale, n'emploient pour traitement qu'une forte décoction de tabac. Lorsqu'on emploiera ce moyen, on aura soin de ne point faire de lotions immédiatement après les repas; car il en est résulté assez souvent des nausées, des vomissemens et plusieurs autres accidens. Quelques bains tièdes seront utiles pendant le traitement, tant pour diminuer l'irritation que pour calmer les accidens qui pourraient résulter de l'absorption du tabac.

Lotion de M. Alibert.

Liqueur n°. 1

Sulfure de potasse............. ℥j à ℥ij.
Eau de rivière................ ℔j.

Liqueur n°. 2

Acide muriatique............. ℥ij à ℥iv.
Eau distillée................. ℔j.

Pour faire usage de cette lotion, on verse une certaine quantité de la liqueur n°. 1, et de celle n°. 2, dans de l'eau chaude, dont on se sert ensuite pour faire des lotions sur les parties affectées de la gale.

La plupart des malades, traités par cette lotion, n'ont guéri qu'au bout de douze à quinze jours; plusieurs ont dû la continuer vingt jours et au-delà.

Cette lotion a produit des picotemens, des cuissons, des éruptions inflammatoires; en certains cas des douleurs dans les membres et de la roideur dans les articulations.

Lotion de M. Dupuytren.

℞ Eau commune..................... ℔j. B.
Sulfure de potasse............... ℥iv.
Acide sulfurique................. ℥ B.

Cette préparation doit être faite en plein air dans un vase de terre ou de faïence. On commence par dissoudre le sulfure de potasse dans l'eau ; on ajoute ensuite par degrés l'acide sulfurique, en agitant le mélange avec un morceau de bois ; on renferme cette dissolution dans une bouteille, et l'on verse deux ou trois onces de solution dans une assiette de terre ou de faïence. Le malade y plonge la paume de la main et se frotte toutes les parties où se trouvent des pustules galeuses. Ces frictions se renouvellent deux ou trois fois par jour. M. Dupuytren modifie son remède suivant l'âge , la constitution de l'individu , le sexe et l'opiniâtreté de la maladie.

Trente galeuses furent traitées à l'hôpital Saint - Louis , par la préparation indiquée ci-dessus.

5 guérirent en................ 5 à 6 jours.
4............................. 8 à 9
9............................. 11 à 12
8............................. 16 à 17
3............................. 24 à 26
1............................. 34

Nous avons remarqué les mêmes inconvé-niens que dans la préparation précédente.

Cette lotion et celle de M. Libert , con-venablement modifiées , pourraient être quelfois employées ; mais elles ne doivent l'être que par une main prudente qui sait en sus-pendre l'usage , ou même le faire cesser , afin d'éviter des accidens fâcheux qui pourraient avoir lieu.

Lotion sulfuro-savonneuse.

℞ Soufre................ ⎫
    Savon blanc.......... ⎬ de chaque   iij.
    Eau............................. ℔xv.

Faites fondre le savon râpé à froid , dans l'eau prescrite ; passez avec expression à tra vers un linge fort ; ajoutez le soufre.

La combinaison du soufre avec le savon blanc est tout-à-fait neuve , M. Lugol est le premier qui l'ait employée dans le traitement de la gale. Je renvois pour la plus grande partie des détails à la pommade sulfuro-savonneuse dont je trai-terai assez longuement à la fin du chapitre sui-vant , et dont cette lotion ne diffère que par la quantité d'eau.

Voici les résultats obtenus sur trente-sept ga-leux des deux sexes.

1 guérit en. . . . .   5 jours.
1.   6
4. . . . .   8 à   9
2. . . . . ,. .   10
2.   11
3.   12
5. . . . . , 13 à 14
7. . . . . 14 à 15
4. . . . . 16 à 17
3.   18
3. . . . . 19 à 20
2. . . . . 24 à 25

Nous n'observâmes pendant le traitement que quelques faibles rougeurs sur deux malades, qui se dissipèrent d'elles-mêmes par la seule précaution de faire cesser les lotions; quelques uns seulement éprouvèrent un peu de cuisson.

Une précaution importante à observer, c'est de recommander aux galeux de ne point se frictionner dans les articulations pour éviter des éruptions qui pourraient quelquefois se manifester dans ces endroits. On aura également soin de ne faire que de très-légères frictions sur les endroits où la gale est compliquée de boutons rouges, et de cesser entièrement les lotions quand il se développe une éruption, ce qui est extrêmement rare et de peu de conséquence, pourvu qu'on observe les malades avec soin.

Je me contente d'avoir signalé ici avec la plus grande sincérité les légers inconvéniens de cette lotion, qui ne peuvent point être comparés aux avantages immenses qu'elle présente sous tant d'autres rapports. (*Voyez* la pommade sulfuro-savonneuse qui me paraît encore beaucoup su-périeure.) Les bains tièdes tous les jours ou tous les deux jours sont très-utiles.

Lotion sulfureuse.

On a lieu de s'étonner que les remèdes les plus simples soient presque toujours abandonnés, ou négligés pour des moyens compliqués à l'in-fini, pour des compositions fastueuses qui n'oc-casionent que trop souvent des accidens très-fâcheux. Il est peu de maladies auxquelles ces réflexions conviennent mieux qu'à la gale : les livres, les recueils périodiques sont remplis de cas malheureux qui sont l'effet des méthodes thérapeutiques, et qui ne proviennent point de métastases psoriques, comme on le-dit trop souvent.

Quel immense intervalle ne sépare pas des recherches faites dans la vue d'agrandir la science, de reculer les limites de l'art et d'en simplifier les préceptes, de cette témérité au-dacieuse qui met à contribution les moyens les plus énergiques, les médicamens les plus à re-douter pour combattre une maladie qu'un re-mède très – simple guérit plus promptement, plus sûrement et sans faire courir aucun danger au malade !

Quel remède plus dangereux que le sublimé-corrosif, l'arsenic, les acides minéraux conseillés contre la gale ? Quel remède plus simple que le soufre pur, n'ayant d'autre véhicule que de l'eau ? et cependant ce dernier moyen n'était pas connu! Comme dans les recherches thérapeutiques auxquelles M. Lugol avait bien voulu m'associer, nous cherchions à perfectionner et à simplifier le traitement de la gale, je lui proposai de faire usage de la préparation suivante qu'il adopta et qui fut incessamment expérimentée sur une quarantaine de galeux :

℞ Soufre précipité du sulfure de potasse ℔j.

Eau............................. ℔iv.

Il faut avec soin agiter la liqueur chaque fois qu'on s'en sert.

Voici les résultats obtenus sur vingt-cinq galeux.

4 guérirent en............	4	jours.
3......................	5	
2......................	6	
7......................	7	
5......................	9	
2......................	11	
2......................	13	

Pendant ce traitement, il n'y eut que quelques malades qui éprouvèrent un peu de rougeur et de cuisson aux articulations ; après quelques frictions, les boutons ou vésicules psoriques s'ouvrent et il en résulte une petite excoriation qui se dessèche très - promptement.

Cette préparation nous a paru surpasser la vertu des anti - psoriques conseillés jusqu'à ce jour. Elle offre la plupart des avantages immenses de la pommade sulfuro-savonneuse, qu'elle paraîtrait même encore surpasser par la promptitude de la guérison. Sur ce dernier point nous ne pouvons cependant pas prononcer définitivement, attendu que nous avons employé la pommade sulfuro - savonneuse sur des centaines de malades, tandis que nous n'avons employé les lotions sulfureuses que sur les malades du traitement desquels je viens de donner le tableau ; ce qui ne nous paraît pas suffisant.

CHAPITRE VI.

Des pommades.

Le traitement de la gale par diverses pommades a été fort usité, et il est encore de nos jours celui que l'on préfère généralement ; mais, dans le grand nombre de pommades qui ont été proposées , il y en a beaucoup dont l'administration a été suivie d'effets fâcheux; il en est d'autres qui ont été insuffisantes. Les meilleures enfin offrent plusieurs inconvéniens que nous avons cherché à prévenir, et qu'on évitera effectivement par la méthode nouvelle de traitement que nous proposerons à la fin de ce chapitre.

L'ellébore, la cévadille, la staphisaigre, les amandes amères, la chélidoine, la céruse, la térébenthine, l'onguent populeum, le styrax, le charbon, la craie ou carbonate de chaux, le mercure, le cuivre, le zinc, la chaux, etc., ont servi tour à tour à composer des pommades anti-psoriques; mais au milieu de cette profusion, la disette naîtrait bientôt, si nous nous contentions d'une simple énumération sans offrir au lecteur des résultats déduits de notre propre expérience sur la vertu de chacun de ces médicamens ou du moins de la plupart d'entre eux.

Un auteur moderne, qui a écrit sur la gale, s'est borné très-souvent à rapporter des recettes puisées dans les ouvrages anciens ou modernes, sans y joindre les résultats de son expérience personnelle. Aussi a-t-il répété un grand nombre d'erreurs que nous aurons la franchise de signaler; car passer une erreur sous silence, c'est rendre la science stationnaire, ou même la faire rétrograder.

Onguent de Werlhof.

℞ Onguent rosat.................... ℔j.
Précipité blanc................... ℔ij.

Faites selon l'art (1).

Trente-six galeuses furent traitées, par cette méthode, pendant les mois de novembre et décembre 1820.

10 guérirent dans l'espace... 9 à 11 jours.
16.......................... 12 à 15
2........................... 16
4........................... 20 à 23
4........................... 28 à 30

Nous observâmes, pendant le traitement, des éruptions de boutons rouges sur trois malades; il n'y eut point de salivation ni d'autres accidens.

Pommade de mercure et d'ammoniaque.

℞ Axonge............................ ℔j.
Mercure précipité..... } de chaque.. ℥ij.
Muriate d'ammoniaque, }

______

(1) Gorter (ouvrage déjà cité) donne la formule de plusieurs pommades composées où entre le mercure, précipité blanc. Voici une de ses formules:

℞ Succi chelidonii....................... ℔j.
Coque in unguentum, adde argenti vivi. ℥j.
Vel mercurii præcep. alb............... ʒ ß.
Illiniatur cuti.

Cette pommade ne différant de la précédente que par l'addition du muriate d'ammoniaque, ne fut employée que sur seize galeuses, en novembre et décembre 1820.

4 obtinrent leur guérison dans 6 à 7 jours.
4............................... 9 à 10
2............................... 14
4............................... 17 à 18
2............................... 25

Le muriate d'ammoniaque que M. Lugol ajouta, semble avoir abrégé un peu la durée de ce traitement, qui pourra d'ailleurs être facilement remplacé par d'autres moyens beaucoup plus sûrs. Dans une gale compliquée de syphilis, on pourrait, peut-être, l'employer avec avantage ; du reste, nous ne l'avons jamais mis en pratique dans les cas de cette espèce.

Pommade de muriate de soude.

℞ Muriate de soude... ⎫
Axonge .... ⎬ chaque parties égales.
            ⎭

Trente galeuses, traitées par cette pommade en mars et avril 1821, nous présentèrent les résultats suivans.

2 guérirent en.................. 5 jours.
2............................... 6
10.............................. 12
5............................... 13 à 14
4............................... 20 à 22
4............................... 23
3............................... 25 à 27

Lorsque la peau est excoriée, il y a un sentiment de cuisson plus ou moins vive et quelquefois des picotemens; du reste, ce traitement, quoique en général assez long, ne donne lieu à aucun accident fâcheux.

Beaucoup de substances végétales, âcres, caustiques, dont on a composé des lotions antipsoriques, ont également été proposées, ainsi que quelques plantes narcotiques, pour la préparation de diverses pommades contre la gale. Voici les principaux essais qui ont été faits sur ces plantes à l'hôpital Saint-Louis par M. Lugol.

Pommade de cévadille.

℞ Axonge.......................... ℔ij.
   Cévadille........................ ʒvj.

Trente galeuses furent mises à l'usage de cette pommade pendant les mois de décembre 1820 et janvier 1821.

3 guérirent en.............. 8 à 9 jours
11............................. 13 à 15
8............................. 17 à 18
3............................. 20
5............................. 22 à 26

Plusieurs éprouvèrent après les frictions de fortes cuissons pendant deux ou trois heures, et quelquefois toute la nuit. Dans quelques cas des éruptions inflammatoires se manifestèrent sur la poitrine, l'abdomen et les avant-bras.

J'ai vu, dans un cas, la gale se changer en une espèce de dartre licheoide, et la guérison se faire attendre pendant six semaines, quoique l'on ne négligeât point les bains tièdes ni les lotions émollientes.

Pommade d'euphorbe.

℞ Axonge........................ ℔j.
Euphorbe........................ ʒiij.

Faites selon l'art.

La durée du traitement de la gale, par cette pommade, est très-variable, depuis huit jusqu'à trente ou trente-cinq jours.

A la suite des premières frictions, beaucoup de malades ont éprouvé des rougeurs à la peau avec un sentiment d'ardeur brûlante ; un grand nombre fut affecté d'éruptions accidentelles avec élancement dans les parties frictionnées ; quelques uns ressentirent des douleurs dans les aines et dans les organes génitaux ; enfin, dans quelques cas, il y eut de la fièvre et de la céphalalgie. L'opium et le camphre furent ajoutés à la pommade suivante, dans la vue de prévenir ces accidens.

Pommade d'euphorbe camphrée et opiacée.

℞ Axonge........................ ℔j.
Euphorbe........................ ʒiij.
Camphre........................ ʒij.
Opium brut........................ ʒij.

Faites selon l'art.

De quarante galeuses traitées par cette pommade en janvier et février 1821 ,

3 furent guéries en......... ,	5 jours.
2...............................	6
3...............................	7
4...............................	12 à 13
10...............................	14 à 16
6...............................	18 à 20
6...............................	23 à 26
3...............................	27
2...............................	40
1...............................	60

De même que dans la préparation précédente, on remarqua encore ici des éruptions nombreuses et très-fréquentes, avec des douleurs aiguës, lancinantes. Il se manifesta aussi par fois des furoncles ; plusieurs malades ayant fait des frictions un peu trop fortes sur diverses parties du corps, s'imaginant pouvoir ainsi guérir plus vite, nous offrirent le lendemain des plaques rouges, érysipélateuses, sur le tronc et les membres. La douleur, la fièvre et l'insomnie, qui en furent la suite, ne se dissipèrent que peu à peu par la diète, les boissons rafraîchissantes, les bains répétés et les fomentations émollientes.

Pensant que les mauvais effets que nous avions obtenus des pommades précédentes tenaient à la trop grande quantité d'euphorbe qui entrait dans leur composition. M. Lugol les modifia ainsi qu'il suit :

Pommade de camphre et d'euphorbe.

℞ Axonge........................ ℔j.
Camphre....................... ℥iij.
Euphorbe...................... ℥j.

Trente galeuses furent traitées par cette pommade :

4 guérirent dans l'espace de.. 6 à 7 jours.
3............................ 10
4............................ 13 à 15
4............................ 16 à 18
3............................ 20 à 22
6............................ 24 à 26
2............................ 30
4............................ 25 à 40

Plusieurs malades se plaignirent de picotemens dans les membres, surtout lorsque la gale était excoriée; quelques unes éprouvèrent de légères éruptions rougeâtres qui se calmèrent par la cessation du traitement.

Ainsi, malgré toutes les modifications que nous avons pu faire subir à la pommade d'euphorbe, nous n'en avons obtenu en général que des résultats fort peu satisfaisans; et nous pensons qu'il sera toujours fort difficile de l'approprier à la susceptibilité individuelle, à cause de l'irritation et des autres accidens qu'elle produit fréquemment.

Pommade d'ellébore.

℞ Axonge......................... ℔j.
Ellébore......................... ℥ij.

Cette pommade fut employée sur trente-deux galeux, en novembre 1820.

4 guérirent en............. 8 jours.
4............................. 9
8............................. 10
4............................. 13 à 16
5............................. 20
6............................. 21 à 22
1 guérit.................... 28

Il y a ordinairement à la suite des frictions un sentiment d'ardeur persistant assez long-temps, et il survient souvent des éruptions inflammatoires avec des douleurs plus ou moins fortes. Nous avons vu plusieurs fois des engorgemens des glandes sous-maxillaires, axillaires et inguinales. En voici un exemple remarquable.

L^e. OBSERVATION.

Gale boutonnée très-bien caractérisée ; traitement par la pommade d'ellébore, avec développement d'une tumeur volumineuse au pli de l'aine droite.

Un jeune homme d'une faible constitution, mais d'une taille très-élevée, entra à l'hôpital

Saint-Louis au mois de novembre 1820. Il avait, depuis huit jours, une gale boutonnée assez intense, sur les membres supérieurs et à la partie interne des cuisses. Traité par la pommade d'euphobe il n'offrit rien de notable les quatre premiers jours ; le cinquième, au matin, une éruption de boutons rouges élevés et douloureux se déclara à la partie interne des cuisses et des jambes. En examinant attentivement cette éruption, nous aperçûmes au pli de l'aine droite une tumeur allongée, dure, non mobile, peu douloureuse, sans changement de couleur à peau. Nous la prîmes d'abord pour un bubon. Le malade interrogé nous assura n'avoir communiqué avec aucune femme. Nous n'en étions cependant pas moins disposés à regarder cette tumeur comme de nature vénérienne, lorsqu'en poussant plus loin nos questions nous apprîmes qu'elle n'avait mis dans son développement aucune gradation ; mais qu'elle s'était manifestée la veille instantanément, après une forte friction sur les membres inférieurs. Nous pensâmes, dès-lors, que cette tumeur était due à l'engorgement de l'une des glandes de l'aine ; et, en effet, un traitement émollient continué pendant dix jours la fit entièrement disparaître.

Dans des cas analogues, on ne saurait trop prendre de précautions pour éviter une erreur qui pourrait avoir des suites fâcheuses, en ce que la continuation des frictions ne ferait qu'augmenter l'intensité de la maladie, la cause se propageant et s'accroissant de jour en jour.

Il est un point essentiel à observer lorsqu'on se sert de pommades composées avec des plantes âcres et irritantes ; c'est d'avertir les malades de se frotter avec beaucoup de ménagement dans les endroits où la peau est très-sensible. Ainsi on ne fera que de très-légères frictions sur la partie interne des cuisses, des jambes, l'abdomen, les environs des parties génitales, les bras, les avant-bras, le col.

Outre les pommades que nous venons d'indiquer, M. Lugol en a encore employé beaucoup d'autres, dans la composition desquelles entraient la staphisaigre, la dentelaire, etc. Les résultats ont été à peu près les mêmes que ceux dont nous avons rendu compte sur la cévadille, l'euphorbe et l'ellébore. En les appréciant rigoureusement, on sera convaincu que le traitement de la gale par les plantes âcres, vireuses, est en général fort long, sujet à beaucoup d'accidens, tel que des engorgemens glandulaires, des éruptions fréquentes, des douleurs dans les membres, des ardeurs brûlantes, la fièvre, l'insomnie.

Les modifications auxquelles on a recours, soit en diminuant la quantité de la plante employée, soit en ajoutant du camphre ou de l'opium, n'apportent que quelques améliorations insuffisantes, et trop éloignées du but de nos recherches pour nous y arrêter plus long-temps.

On pourrait encore modifier beaucoup l'usage de ces plantes vireuses, mais je doute qu'on puisse jamais rendre leur emploi très-général.

Pourquoi d'ailleurs tiendrait-on à le généraliser, puisque ces médicamens offrent de graves inconvéniens, sans avoir aucun avantage particulier ? On doit d'autant plus restreindre, ou même abandonner leur usage, que nous avons un grand nombre d'autres remèdes qui ont plus de vertus que les plantes vireuses, sans offrir aucun des dangers auxquels les malades sont exposés par l'emploi de ces dernières.

Toutefois, les essais nombreux que nous avons faits ne peuvent pas être regardés comme inutiles; ils étaient au contraire très-nécessaires pour apprécier le mérite d'une classe de moyens qui a joui autrefois de beaucoup de vogue, et dont plusieurs partagent encore aujourd'hui les sentimens des médecins.

Pommade de ciguë.

℞ Axonge........................... ℔j.
  Poudre de ciguë................. ʒvj.

Sur quarante-six galeux, traités par cette méthode, il y en eut,

2 qui guérirent en............ 8 jours.
8.......................... 10 à 11
3.......................... 12
8.......................... 14
10......................... 16 à 17
6.......................... 22 à 23
6.......................... 25 à 27
2.......................... 30
1 continua son traitement pendant 35

Nous n'avons rien observé de remarquable pendant l'emploi de la pommade de ciguë, qui, en général, est assez lente et peu sûre dans son action.

Onguent citrin.

℞ Mercure coulant................ $\overline{3}$iij.
Acide nitrique.................. $\overline{3}$iv.
Axonge......................... ℔ij.

Mêlez le tout ensemble à une douce chaleur.

L'onguent citrin a été autrefois beaucoup employé; il fut même un temps où on s'en servait presque exclusivement; il a, depuis, perdu beaucoup de son ancienne renommée, à cause des accidens nombreux auxquels il a donné lieu. Cependant comme on voit encore quelques personnes le mettre en usage, M. Lugol crut convenable de faire de nouveaux essais sur cet onguent, malgré que ceux que nous avions faits sur la solution mercurielle de Freitag, nous donnassent de

fortes présomptions contre tous les remèdes mer-
curiels.

Trente galeux furent en conséquence soumis
à ce traitement.

<pre>
2 furent guéris en..........   6 jours.
2.,.........................   8
8,......................... 10 à 11
6..,.......................   18
5.......................... 24 à 25
4.........................   26
3.......................... 27 à 30
</pre>

Plusieurs accidens se manifestèrent pendant
le traitement ; il y eut entre autres deux malades
qui essuyèrent sur presque toutes les parties
du corps une éruption inflammatoire très - intense, avec céphalalgie, soif, fièvre et insomnie;
ces malheureux croyaient être au milieu d'un
brasier ardent. Les bains tièdes répétés , les fomentations émollientes, les boissons de même
nature, calmèrent cet état d'irritation générale.
Quelques galeux éprouvèrent des cuissons dans
les parties frictionnées , des douleurs dans les
membres , et des salivations très - abondantes.
Parmi les observations très - intéressantes que
j'ai recueillies, je citerai les deux suivantes.

LIe. Observation.

Gale boutonneuse sur les membres supérieurs, la poitrine et les cuisses avec salivation déterminée par l'onguent citrin. Guérison avec une pommade sulfureuse.

Un jeune homme, âgé de dix-sept ans, cordonnier, avait pris la gale en couchant avec un de ses camarades qui en était affecté; il avait des boutons prurigineux et des vésicules aqueuses en grand nombre sur les mains, entre les doigts, la poitrine et la face interne des cuisses. L'onguent citrin détermina à la huitième friction des douleurs vagues dans la bouche; bientôt une salivation assez abondante se manifesta, et les gencives devinrent douloureuses. La suspention du traitement, l'usage des délayans à l'intérieur et des pédiluves sinapisés firent cesser ces accidens au bout de huit jours.

On acheva le traitement de l'affection psorique avec une pommade soufrée.

LIIe. OBSERVATION.

Gale boutonneuse très-intense, siégeant sur la partie antérieure des avant-bras autour des poignets et sur la face interne des cuisses. Salivation très-abondante , occasionée par les frictions citrines. Guérison avec une pommade soufrée ordinaire.

Louis, Henry, âgé de vingt-quatre ans, bijoutier, d'une forte constitution et d'une taille moyenne, portait, depuis trois semaines environ, sur la partie interne des cuisses et sur les avant-bras, une gale caractérisée par de petits boutons durs, prurigineux, et des vésicules aqueuses, transparentes avec de petites excoriations rougeâtres dans différens endroits. Les premiers symptômes de salivation se déclarèrent à la suite de la douzième friction avec l'onguent citrin ; mais ignorant la cause de cet accident, le malade continua encore les mêmes frictions pendant deux jours sans nous en prévenir ; il pensait obtenir par ce moyen une guérison plus rapide qu'il désirait beaucoup pour achever un voyage qu'il avait entrepris. Les accidens ayant fait des progrès, nous ne tardâmes point à nous en apercevoir. Les gencives étaient très-douloureuses et tuméfiées ; les glandes sous-maxillaires engorgées ; il y avait quelques ulcérations dans la bouche ; les dents étaient légèrement vacillantes. (Suspension du traitement anti-psorique, pédiluves sinapisés (*bis.*), petit - lait nit : (*ter.*) Les jours suivans, la salivation continuait d'être très - abondante, il y avait des douleurs très-fortes dans la bouche, et impossibilité absolue de serrer un corps dur entre les dents ; les gencives étaient très - gonflées, et les dents mal assujetties ; peu de repos pendant la nuit. La continuation des moyens indiqués plus haut ; quelques lavemens de catholicon double, et des bains tiédes firent disparaître , peu à peu, cet état fâcheux dans l'espace de quinze jours. La guérison de la gale fut achevée avec une pommade soufrée ordinaire.

On reçoit quelquefois à l'hôpital Saint-Louis des galeux portant des éruptions rouges, érysipelateuses, avec gonflement des membres, surtout des mains, développées par l'usage de l'onguent citrin, conseillé souvent par des personnes étrangères à l'art de guérir. Nous n'en finirions point si nous voulions rapporter ici les accidens plus ou moins fâcheux que nous avons vu résulter de l'usage des préparations mercurielles contre la gale.

Le soufre administré à l'extérieur, sous beaucoup de formes différentes, est sans contredit l'anti - psorique par excellence : par son usage, on évite presque tous les accidens que peuvent occasioner les autres substances dont nous avons parlé précédemment.

La durée moyenne du traitement n'est pas longue, et souvent même elle est plus courte que par certaines autres pommades composées, qui peuvent, en outre, en certains cas, produire des effets fâcheux malgré toutes les précautions qu'on peut prendre.

L'inconvénient que l'on reproche aux pommades sulfureuses, d'exhaler une odeur désagréable, ne peut être comparé aux accidens que produisent beaucoup d'autres pommades de même nature.

Nous ne balançons pas à regarder les préparations sulfureuses, convenablement modifiées, comme étant les plus utiles et les plus avantageuses dans la généralité des cas ; quoique, dans quelques occasions particulières, on doive recourir à d'autres préparations également très-bonnes, que nous indiquerons dans la seconde partie du traitement.

Œuf de l'abbé Quiret.

« Prenez un œuf, ouvrez-en l'écale, pour en extraire exactement tout le blanc ; prenez un quarteron de soufre en poudre, dont vous ferez entrer une partie dans l'écale, en le délayant dans le jaune jusqu'à consistance d'une bonne pâte ; fermez l'œuf avec un papier, et enfermez le tout dans une enveloppe de terre – glaise ; mettez-le cuire ensuite dans la cendre, jusqu'à ce que l'exacte dessiccation de la terre environnante annonce une cuisson parfaite du contenu ; retirez-le du feu ; ôtez l'écale, réduisez la pâte en poudre, en la broyant dans la main avec un peu de fleurs de soufre ; prenez un quarteron de vieux-oing, que vous ferez fondre et clarifier, et que vous mêlerez avec la poudre ci - dessus, en les remuant ensemble jusqu'à ce que le tout soit figé et ait pris consistance. »

Suivant l'abbé Quiret, on obtient la guérison de la plus forte gale en six jours, par des frictions faites de deux jours l'un. Mais cette assertion est dénuée de fondement ; et nous pouvons attester que ce remède n'est pas plus expéditif que les pommades ordinaires. Il suffit même de jeter un coup d'œil sur la composition de ce médicament pour voir qu'il ne diffère point d'une simple pommade sulfureuse. On peut d'ailleurs consulter le rapport de M. le professeur Hallé, inséré à l'article gale, de l'encyclopédie méthodique. D'après ce rapport, beaucoup de malades ont guéri au bout de huit, dix, ou quinze jours ; un assez bon nombre dut continuer le traitement pendant trois semaines, un mois, et même davantage. La guérison de plusieurs malades soumis à ce traitement n'était rien moins que certaine ; et enfin la précaution qu'on avait de les purger, à la fin du traitement, était au moins inutile dans beaucoup de cas.

L'auteur de ce remède pense qu'on peut en cesser l'application au bout de trois jours, quand même il resterait quelques rougeurs, ou petits boutons, attendu qu'ils ne tardent pas à disparaître les jours suivans.

Nous avons vu si souvent à l'hôpital Saint-Louis des récidives opérées par les traces les plus légères de la gale, que nous n'hésitons pas à affirmer, d'une manière générale, que le traitement ne doit cesser qu'après la disparition complète de l'éruption psorique.

Cet œuf de l'abbé Quiret, dont on a beaucoup trop parlé, n'est autre chose qu'une recette que l'on trouve dans la médecine des pauvres, publiée il y a environ cent cinquante ans, et que voici : « Prenez un œuf, prenez-le par un de ses bouts ; videz tout le blanc, le jaune y restant ; vous remplirez la coque de fleurs de soufre ; bouchez le trou avec de la pâte, et l'enveloppez de même ; faites-le cuire au four. Vous mettrez en poudre ce qu'il y aura dans la coque, et l'incorporerez avec suffisante quantité d'oxonge. » Nous n'insistons pas davantage sur cette pommade, que le lecteur saura sans doute apprécier d'après la connaissance des ingrédiens dont elle est formée.

Pommade de soufre et de muriate de soude.

℞ Axonge........................ ℔j.
    Soufre sublimé................. ℥iv.
    Muriate de soude.............. ℥ij.

Porphyrisez le sel marin décrépité avec un peu d'axonge ; faites ensuite fondre la graisse, et mêlez le tout dans une terrine vernissée. La dose est de deux à quatre gros par jour.

Cette pommade est employée dans plusieurs hôpitaux militaires. Voici les résultats que nous avons obtenus sur les trente-cinq galeux qui en ont fait usage en novembre 1820.

4 guérirent dans............. 5 à 6 jours.
7............................   8
8........................... 10 à 13
12........................... 14 à 16
4........................... 20 à 22

Nous n'avons rien observé de particulier pendant le traitement, dont la durée n'est point en général fort longue. On pourra donc se servir de ce moyen avec assez d'avantage.

Pommade de M. Pihorel.

℞ Sulfure de chaux......... 3 ℔.
    Huile d'olives............. Q. S.

Pour composer extemporanément une pommade dans la paume des mains, avec laquelle

le malade se frottera les parties affectées , et se
mettra ensuite au lit, ou se tiendra près du feu.
On fait deux frictions par jour.

Quarante galeuses ont été traitées par cette
pommade,

14 guérirent dans............ 6 à 8 jours.
10......................... 11 à 13
6......................... 14
3......................... 15 à 16
6......................... 18 à 19
1 guérit en............. 26

Nous avons vu chez quelques malades des
boutons d'irritation , et chez d'autres une légère
efflorescence érysipélateuse. Il est à remarquer
que les malades qui furent guéris les derniers,
portaient des éruptions psoriques très-nombreuses , tandis que ceux qui obtinrent, les premiers ,
leur guérison n'avaient en général qu'une gale
fort peu intense.

Pommade de Pringle.

℞ Soufre............................. ʒj.
Ellébore blanc........... }
Sel ammoniac........... } de chaque ʒij.
Axonge.......................... ʒij ß.

Cette pommade a été mise en usage à l'hôpital Saint-Louis ; sur trente galeux,

. 3 guérirent en.............. 6 à 7 jours.

9...................... 11 à 12

10...................... 16 à 18

4...................... 22 à 25

2......................   26

1 n'obtint sa guérison qu'en..   32

1......................   33

Deux malades se plaignirent d'éprouver une légère cuisson, et nous remarquâmes sur un autre un engorgement des glandes sous-maxillaires. Cette pommade, comme on peut le voir, ne procure la guérison que dans un temps assez long, et elle n'est pas à l'abri de tout accident.

Pommade sulfuro - alcaline.

℞ Soufre............................ ℔j.

Carbonate de potasse............... ℥ij à ℥iv.

Axonge........................... ℔j.

Nous avons observé avec exactitude soixante malades sur lesquels elle avait été mise en usage pendant les mois de mai et juin 1820,

4 furent guéries dans....... 4 à 5 jours.

5...................... 7 à 8

10......................   9

13...................... 10 à 12

8...................... 13 à 14

12...................... 16 à 18

4...................... 17 à 19

2......................   22

2...................... 25 à 27

Les malades qui ont été soumis à ce traitement n'en ont éprouvé aucun effet fâcheux. Cette
pommade est usitée à l'hôpital Saint-Louis depuis
fort long-temps; la durée moyenne du traitement est d'environ douze jours ; ce temps ne
paraîtra point long en considérant surtout la
sécurité avec laquelle on peut l'administrer.
Il y a cependant des circonstances dans lesquelles on ne peut point en faire usage , à raison
des complications , de l'odeur , de la malpropreté , etc. Nous indiquerons bientôt certains
moyens par lesquels on peut facilement la
remplacer.

Parmi les galeux qui ont subi ce traitement ,
les uns avaient contracté la gale tout récemment,
les autres la portaient depuis fort long - temps ,
et l'éruption variait beaucoup pour l'intensité et
pour la forme : en général , il y eut très-peu de
différence dans la durée du traitement , entre les
gales récentes et les gales anciennes ; ces dernières nous ont même paru, dans quelques occasions, guérir plus rapidement que les autres : nous
avons fait la même remarque dans l'administration de plusieurs autres pommades; je ne donne
cependant point cela comme très-général.

Une chose assez remarquable , dont j'ai souvent cherché à me rendre compte, et sur laquelle on ne saurait trop réfléchir , c'est la facilité avec laquelle on obtient quelquefois la gué-

rison chez certaines personnes, et la difficulté
que l'on éprouve chez d'autres qui semblent se
trouver tout-à-fait dans les mêmes circonstances,
quoique l'on ait soin, dans tous les cas, de s'assurer
de l'exactitude du traitement. Cette remarque que
nous avons déjà eu occasion de faire plusieurs
fois dans le cours de ce traité, nous la répétons
encore ici parce que nous en avons vu plusieurs
exemples en administrant cette pommade, la meil-
leure dont nous ayons encore parlé. Ces exceptions tiennent sans doute à des dispositions particulières qu'on ne peut saisir, et que par conséquent on ne saurait exprimer.

On peut abréger la durée du traitement de quelques jours en administrant de temps en temps,
soit des bains alcalins, soit des bains sulfureux.

Cette pommade mérite la préférence sur toutes
celles que nous avons étudiées jusqu'à présent,
non-seulement par la promptitude et la sûreté de
la guérison, mais encore parce qu'elle est d'un
prix très-modique, et qu'avec quelque attention
elle peut être employée sur une grande quantité
de malades en même temps, sans produire
d'accidens ; mais, comme toutes les pommades
sulfureuses, elle est très - désagréable par son
odeur, et elle ne présente point, comme on
l'a annoncé, le précieux avantage de ne point
gâter le linge, objet majeur sous le rapport
administratif.

Je ferai remarquer, en passant, que pour continuer à obtenir toujours les mêmes succès d'un médicament, il est nécessaire de surveiller attentivement les galeux, parce qu'il en est ordinairement plusieurs qui cherchent à prolonger leur maladie. On ne manquera pas non plus d'exercer une surveillance sévère sur les infirmiers ; car si l'on négligeait ces précautions, la guérison serait plus ou moins retardée, et on n'aurait que des résultats fictifs.

Voici la méthode de traitement qui a été usitée à l'hôpital Saint-Louis, pendant plusieurs années :

Frictions *ut suprà* deux fois par jour, le matin, avant de se lever, et le soir en se couchant, avec des fumigations sulfureuses et des bains d'eau alternativement.

Cent soixante-dix femmes soumises à ce traitement, nous donnèrent les résultats suivans :

5 guérirent dans............	4 à 5 jours.
4..........................	6
18.........................	7 à 8
4..........................	9
14.........................	10
72.........................	12 à 15
32.........................	16 à 18
7..........................	21 à 22
5..........................	23
5..........................	26 à 30
2..........................	36
2..........................	38

Ce traitement paraît procurer la guérison à peu près dans le même temps que le précédent, dans lequel on n'administre que la pommade sulfuro-alcaline.

M. Lugol a employé quelquefois un traitement mixte, c'est-à-dire composé de frictions sulfureuses, de fumigations de même nature et de bains alcalins ou sulfureux, et nous en avons obtenu une guérison plus prompte ; les résultats ont été également très-avantageux par une méthode de traitement composée de frictions sulfureuses, de bains alcalins et sulfureux alternativement, sans fumigations sulfureuses.

Mais ces deux méthodes de traitement ne peuvent être appliquées, dans les hôpitaux, sur un grand nombre de malades, à cause de la cherté des bains sulfureux et alcalins.

Nos observations sur l'emploi combiné des fumigations et des frictions sulfureuses servent encore à démontrer de nouveau le peu d'efficacité des fumigations sulfureuses dans le traitement de la gale, et, si nous avions à donner notre avis sur le traitement par les frictions sulfureuses seules, et sur celui par ces mêmes frictions avec les fumigations, nous n'hésiterions point à donner la préférence au premier; par la raison que la guérison est obtenue à peu près en même temps dans les deux cas, et que le dernier expose de plus les malades à tous les accidens qui peuvent résulter de l'usage des fumigations , accidens qui sont surtout à craindre chez les femmes ; et n'aurait-on que quelques exemples d'avortemens occasionés par les fumigations sulfureuses , que cela suffirait pour justifier la préférence que nous donnons aux frictions sulfureuses seules.

Toutes les pommades, employées jusqu'à ce jour comme anti-psoriques, ont le grand inconvénient de tacher plus ou moins le linge et de le gâter plus ou moins promptement. La pommade sulfuro-alcaline , employée à l'hôpital Saint-Louis depuis plus de dix-huit ans, n'en est pas exempte , malgré qu'on ait annoncé le contraire. Elle produit des taches que la lessive ne peut enlever , de sorte que lorsque les draps ont servi plusieurs fois, ils deviennent tout-à-fait noirs, et vraiment dégoûtans.

C'est pour cela qu'à l'hôpital Saint-Louis , on ne donne aux galeux que du linge gris, d'un tissu très-grossier et fort rude, qui devient plus dégoûtant à mesure qu'on s'en sert, parce que chaque fois qu'on en fait usage , il s'y forme de nouvelles tâches que la lessive ne peut enlever que très - imparfaitement. On sait que dans tous les établisssemens publics, le linge des galeux ne sert qu'à eux, et qu'on ne leur donne jamais de linge qui sert aux autres malades, à moins qu'on ne veuille en faire le sacrifice.

Qui n'a été frappé, en entrant dans une salle
de galeux, de la saleté qu'offrent toutes les four-
nitures des malades, qui sont contraints de
demeurer ainsi, pendant quelque temps, dans
la plus grande malpropreté ? Que d'accidens
produits par cet état de malpropreté qui retarde
la guérison, et prolonge par conséquent la durée
du séjour ! Serait-il humain de regarder le dégoût qu'inspire un semblable traitement comme
utile, pour ajouter encore au dégoût assez fort
que cause la maladie elle-même, afin que les
malades ne s'exposent plus à la contagion ?

Qui croirait cependant que beaucoup de personnes se sont consolées par cette idée de l'état
de saleté dans lequel sont les galeux des hôpitaux ! Quant à nous, si cet état nous a fait
horreur, il nous a aussi touché de compassion,
et nous avons réuni tous nos efforts pour changer un état de choses aussi repoussant.

En faisant des expériences, avec M. Lugol,
sur un grand nombre de remèdes anti-psoriques,
nous ne cherchions pas seulement à déterminer
ceux que l'on pourrait regarder comme produisant la guérison de la gale avec le plus d'efficacité et de promptitude.

Les essais de M. Lugol sur beaucoup de remèdes anti-psoriques, avaient pour but les trois
résultats suivans : 1°. le traitement le plus ef-
ficace ; 2°. le traitement le plus court ; 3°. un

traitement exempt de cette horrible malpropreté qui accompagne tous les traitemens de la gale connus jusqu'à ce jour.

Les expériences que nous avons faites dans la vue de trouver ces trois résultats, ont été très-nombreuses et très-variées, et nous offrirent des difficultés de plus d'un genre ; mais enfin nous pensons avoir réalisé nos conceptions et nos desirs. Notre succès, mûrement considéré, nous permet d'espérer que l'expérience de chaque praticien ne fera que le confirmer, et rendre chaque jour plus général le bienfait du traitement que nous allons proposer.

Nous fîmes d'abord beaucoup d'essais infructueux, pour composer des pommades qui guérissent plus promptement, plus sûrement que toutes celles connues ; nous en fîmes également d'inutiles pour éviter l'inconvénient de graisser le linge et de le gâter. Quant à ce dernier point il fallait faire disparaître la graisse et les autres corps analogues dans lesquels on incorpore les substances actives qui guérissent la maladie.

Nous avions eu plusieurs fois occasion de remarquer les propriétés anti-psoriques du savon. Nous avions vu que les personnes qui se servaient fréquemment de savon blanc, ou de savon noir, les blanchisseurs, par exemple, n'offraient presque jamais de boutons de gale dans les endroits soumis au contact des lessives.

Ces observations nous portèrent à remplacer la graisse des pommades ordinaires par le savon noir qui peut être manié facilement, et avec lequel il est facile de mêler le soufre dans des proportions différentes, et d'une manière homogène.

Le savon noir nous parut offrir plusieurs avantages ; 1°. celui de remplacer la graisse, que nous voulions faire disparaître de la composition des pommades ; 2°. celui d'être lui - même un anti-psorique, au lieu que la graisse n'est qu'un corps intermédiaire inerte, qui offre de plus tous les désavantages attachés aux corps gras en général.

Pommade de soufre et de savon noir.

Soufre......... ⎫
Savon noir..... ⎬ de chaque parties égales.

Beaucoup de malades ont été traités par ce moyen, et ont généralement obtenu une prompte guérison ; mais quelques uns ont éprouvé des éruptions inflammatoires, suivies de l'efflorescence de l'épiderme, qui firent suspendre le traitement.

Cette pommade étant d'une consistance un peu trop molle, on ajouta une plus grande quantité de soufre , afin de corriger cette légère imperfection, et prévenir en même temps les éruptions que nous avions quelquefois observées. En conséquence, nous employâmes la pommade suivante.

℞ Soufre......................... ℔j B.
Savon noir.................... ℔j.

Cette pommade présente les inconvéniens et les avantages que voici : 1°. elle produit de temps en temps des éruptions à la peau ; 2°. elle se sèche facilement et s'étend mal sur les parties affectées de gale ; 3°. enfin elle a une odeur assez forte. Ses avantages sont de ne gâter aucunement le linge, et de procurer une guérison assez prompte. Les raisons que nous venons d'apporter pour et contre empêcheront probablement d'en faire un usage général.

Les éruptions produites par le traitement précédent, nous ayant paru tenir à l'impureté des substances qui entrent dans la composition du savon noir, et à celles que contient le soufre, M. Lugol fit usage d'une pommade composée de savon blanc et de soufre lavé dans les proportions suivantes :

Pommade sulfuro-savonneuse.

℞ Soufre lavé.......... }
Savon blanc.......... } de chaque ℔j.

Mettez le savon râpé et l'eau dans un vase, remuez-le avec une spatule de temps en temps, jusqu'à ce qu'il soit bien ramolli, passez à travers un tamis, ajoutez le soufre. On fait deux frictions par jour, une le matin, et une le soir, en ayant soin de ne mettre qu'une petite quantité de pommade aux articulations, et d'en suspendre l'usage lorsqu'il se manifeste des rougeurs. Lorsqu'il y a des boutons inflammatoires, entremêlés avec la gale, un bain d'eau, et quelques fomentations émollientes sont très-utiles avant de commencer le traitement.

Cinquante-huit galeux, traités par cette pommade, donnèrent le résultat suivant :

4 guérirent en................ 4 à 5 jours.
10............................. 5 à 7
8............................. 8 à 9
18............................. 10 à 13
7............................. 14 à 15
6............................. 16 à 18
3............................. 20 à 21
1............................. 27
1............................. 30

De trente galeuses traitées de la même manière :

6 guérirent en............... 4 à 5 jours.
8............................. 6 à 8
7............................. 9 à 11
6............................. 11 à 14
2............................. 17
1............................. 25

La pommade sulfuro-savonneuse, nous devons le dire, n'est pas à l'abri de tout reproche ; c'est ainsi que nous avons vu quelquefois, pendant le traitement, quelques rougeurs, et fort rarement des éruptions ; mais on les préviendra facilement avec un peu d'attention.

Cette formule, dont M. Lugol a fait un usage très-général à l'hôpital Saint-Louis, mérite, sans contre-dit, la préférence sur toutes celles dont on s'est servi jusqu'à présent.

1°. Par la promptitude de la guérison.

2°. Par la sûreté, la sécurité que présente son usage.

3°. Par l'immense avantage qu'elle offre de ne point gâter le linge.

4°. Par la certitude acquise de faire cesser cette dégoûtante malpropreté qui avait lieu dans la salle des galeux.

Déjà ces deux derniers avantages ont été remarqués avec surprise à l'hôpital Saint-Louis, par les personnes chargées du blanchissage : elles étaient si fortement imbues de l'idée que le linge devait sortir sale et gâté des salles des galeux, qu'elles ne pouvaient concevoir comment il en était autrement.

C'est pourquoi, à la demande de M. Lugol, l'expérience en fut faite dans la salle Vicaire, de l'hôpital Saint-Louis. Vingt galeuses furent couchées dans des draps blancs qu'on eut soin de marquer, afin de les reconnaître; elles furent traitées par la pommade sulfuro – savonneuse, et celle-ci, non-seulement ne tacha pas les draps, mais encore il ne fallut point, ou presque point de savon pour les blanchir. Nous pouvons même ajouter que le linge des galeux qui sert depuis long-temps, et qui était sale en raison du temps depuis lequel on en faisait usage, s'est beaucoup netoyé depuis deux mois seulement, que M. Lugol a repris le service des galeux.

Comme dans les expériences sur les pommades sulfuro-savonneuses, préparées avec le savon noir, ou avec le savon blanc, nous regardions ce dernier comme n'étant pas seulement un intermède plus agréable que l'axonge, mais encore comme un anti-psorique lui-même, il était naturel d'essayer isolément la vertu antipsorique du savon, et c'est ce que fit M. Lugol, avec la pommade suivante :

Pommade savonneuse (1).

℞ Savon blanc..................... ℔j.
Eau............................. ℔j ß.

Mettez le savon râpé et l'eau dans un vase,

---

(1) Je témoignerai ici mes remercîmens à M. Guibourt, pharmacien distingué de Paris, et à mon ami M. Esprit, pour les avantages que j'ai retirés de nos entretiens sur divers composés pharmaceutiques dont j'ai parlé.

remuez-le avec une spatule de temps en temps,
jusqu'à ce qu'il soit bien ramolli, passez à travers un tamis.

Cinquante-quatre galeux furent traités par
cette pommade :

8 guérirent en..............	7 à 9 jours.
10...........................	12 à 13
11...........................	15 à 16
12...........................	18 à 19
6...........................	20 à 23
3...........................	25 à 26
2...........................	28
2...........................	37

Nous avons remarqué assez fréquemment des
rougeurs, principalement aux articulations,
et quelquefois des éruptions inflammatoires peu
intenses, qui cédèrent promptemeut à l'usage
des émolliens; plusieurs malades se plaignirent
d'éprouver, de temps en temps, un sentiment de
cuisson.

La durée du traitement est ordinairement
trop longue pour pouvoir employer la pommade savonneuse dans les hôpitaux ; mais on
pourra s'en servir en ville avec avantage dans
plusieurs occasions, lorsque les malades répugnent aux autres traitemens qu'on leur conseille.
Cette pommade offre l'avantage de n'être point
dégoûtante, et d'être même d'un aspect très-
agréable ; sa blancheur est si éclatante, quand elle

est bien préparée, qu'à l'hôpital Saint - Louis, on la désignait vulgairement sous le nom de *neige*. Elle n'a que peu ou point d'odeur, et sert à blanchir le linge au lieu de le tacher; on peut la rendre encore plus agréable en ajoutant quelque essence. Les bains d'eau tiède tous les jours ou tous les deux jours sont très-utiles.

Ainsi donc, *les fumigations alcoholiques ; la lotion alcoholique-savonneuse ; la lotion sulfuro-savonneuse , et la lotion sulfureuse* dont nous avons parlé (*p.* 136, 177, 182, 184), forment, avec *la pommade sulfuro-savonneuse et la pommade savonneuse* , autant de traitemens anti-psoriques sans corps gras; exempts par conséquent des inconvéniens de la plupart des méthodes connues jusqu'à ce jour. Nous avons, en son lieu, discuté les avantages respectifs de chacun de ces nouveaux traitemens d'après les circonstances dans lesquelles on devra les mettre en usage; nous ne croyons pas nécessaire d'y revenir.

SECONDE PARTIE.

CHAPITRE PREMIER.

Des moyens qui conviennent à chaque variété.

Nous avons indiqué dans la première partie du traitement une grande quantité de moyens d'une efficacité plus ou moins marquée et dont nous avons eu soin de donner les résultats d'après notre propre expérience ; mais pour avoir des idées plus nettes sur la valeur de chacun de ces remèdes et retirer de leur application tous les avantages possibles, il est nécessaire de les considérer encore relativement aux variétés de la gale. Car il arrive quelquefois qu'un moyen qui est très-bien approprié à une variété n'est point applicable à une autre ou du moins ne l'est plus d'une manière aussi particulière.

En effet, quoique le même traitement puisse convenir à un très-grand nombre de malades à la fois, il y a cependant certains cas, où on ferait beaucoup de mal si l'on ne savait point le modifier à propos. Ainsi, par exemple, les variétés pustuleuse et miliaire ne cèdent point toujours également au même traitement. On ne saurait prescrire des pommades irritantes dans une gale pustuleuse intense, sans s'exposer à de grands dangers ; on ne pourrait pas non plus, dans ce cas, administrer impunément des fumigations sulfureuses. Nous avons vu si souvent les suites fâcheuses de semblables moyens, conseillés par des personnes étrangères à l'art, ou par des me-décins peu attentifs, que nous ne saurions trop recommander d'appliquer le traitement de la gale selon ses variétés et de le modifier encore se-lon certains cas particuliers de cette maladie.

Art. I^e. *Traitement de la variété boutonneuse.*

Nous avons déjà vu que cette variété était beaucoup plus commune que les deux autres va-riétés, la pustuleuse et la miliaire. La majeure partie des moyens indiqués dans le traitement général lui sont applicables. On voit assez fré-quemment des malades qui, au lieu de boutons psoriques, ne présentent que des petites ulcéra-tions résultant de l'égratignure de ces boutons; on devra, dans ces sortes de cas, commencer le traitement par un ou plusieurs bains tièdes. A leur défaut on fera utilement usage de quelques bains locaux ; ou de fomentations d'eau de gui-mauve. Nous avons remarqué plusieurs fois que les individus qui portaient cette gale excoriée, ne pouvaient supporter qu'avec peine les fumigations

sulfureuses qui leur causaient de vives cuissons ;
mais ces fumigations, et mieux encore celles d'alcohol, guérissent plus promptement la gale, ainsi
excoriée, que lorsque les boutons ne sont point
arrachés. Après quelques fumigations, ces petites
ulcérations se sèchent et la maladie marche rapidement vers la guérison. Quelquefois, cependant, on est obligé d'abandonner ce traitement,
soit à cause des douleurs, soit à cause de l'irritation qu'il provoque. En général, les fumigations sulfureuses ne sont point convenables dans
cette variété ; on n'en fera donc usage que fort
rarement, et dans des cas déterminés par des circonstances particulières, comme quand il existe
une complication avec un rhumatisme chronique, ou autre affection de ce genre. Les fumigations alcoholiques ont eu, dans plusieurs occasions, des succès très-marqués ; on pourra quelquefois les essayer, principalement dans des gales
anciennes où la peau est dure et rugueuse ; on
aidera beaucoup leur action par des lotions alcoholiques savoneuses répétées plusieurs fois le
jour : nous avons retiré de cette combinaison
de très-grands avantages.

Les linimens sont toujours plus ou moins désagréables à cause de la malpropreté qu'ils oc-
casionent et du dégoût qu'ils inspirent ; si,
cependant, on veut en faire usage on choisira
ceux de M. Vaidy, de M. Valentin, ou le lini-

ment ammoniacal camphré qui nous a assez souvent réussi.

Mais le traitement le plus sûr et le plus prompt
de cette variété sera celui dans lequel on mettra
en usage notre pommade sulfuro-savonneuse,
ou les lotions de même nature. La lotion sulfureuse me semble devoir tenir ici le premier
rang, autant par sa simplicité que par tous les
autres avantages qu'elle présente.

Plusieurs pommades sur lesquelles nous avons
également fait des essais, peuvent être employées quelquefois ; mais comme elles ne guérissent pas toujours et qu'elles ont produit des
accidens graves en plusieurs occasions , nous
pensons que leur usage doit être restreint désormais à quelques cas particuliers. Quelles que
soient d'ailleurs les pommades dont on se servira,
on abrégera toujours la durée de la maladie en
administrant de temps en temps des bains sulfureux ou alcalins. Les bains simples sont aussi
très-utiles.

Si les malades répugnent aux pommades et
aux préparations sulfureuses en général, on
pourra prescrire les lotions d'alcohol savonneux,
qui ont eu assez souvent du succès ; on pourra
aussi conseiller les lotions de savon , quoique
ces préparations, peu constantes dans leur action,
soient bien inférieures à celles que nous avons
indiquées plus haut.

Art. IIe. *Traitement de la variété pustuleuse.*

Lorsque cette variété est tout-à-fait simple , que les pustules sont peu volumineuses , peu enflammées, que la peau, dans leur intervalle, n'est ni rouge ni tuméfiée , on traitera cette variété par les lotions sulfuro-savonneuses , ou par la pommade de même nature que nous avons déjà recommandée plusieurs fois. La pommade savonneuse simple peut également être employée. En général , on se servira des lotions avec beaucoup de réserve : nous avons remarqué fréquemment qu'elles produisaient des pustules plus ou moins volumineuses. Cet inconvénient dépend, je crois, de ce que les lotions anti-psoriques dont on fait usage sont ordinairement très-irritantes; car les lotions sulfureuses ont été souvent d'une très-grande utilité. On fera précéder le traitement de quelques bains tièdes , et de fomentations émollientes, surtout lorsque les pustules seront volumineuses et rapprochées ; l'omission de ces moyens préparatoires , l'usage immédiat des lotions , ou pommades anti-psoriques , serait suivi , dans le plus grand nombre des cas , de l'augmentation de volume des pustules psoriques et même de la formation de nouvelles pustules tout-à-fait inflammatoires ; la matière purulente s'échappant par les frictions, se concréterait sur la peau , formerait de larges croûtes rugueuses, épaisses, au-dessous desquelles le pus séjournerait sur la peau ; ce qui pourrait donner lieu à des accidens inflammatoires plus ou moins graves et à des ulcères plus ou moins étendus.

Les émolliens ne doivent pas être discontinués pendant qu'on administre les anti-psoriques. Un bain chaque deux jours ; des fomentations d'eau de guimauve ou de graines de lin ; des bains locaux abrégent beaucoup la durée du traitement. A l'hôpital Saint-Louis M. Lugol ordonne particulièrement, dans ces cas, une forte décoction de son. On conçoit d'ailleurs qu'il est facile de varier ces moyens émolliens suivant les circonstances particulières, les facilités plus ou moins grandes qu'on aura sous la main, etc.

Ce traitement émollient a même produit seul la guérison de quelques gales pustuleuses très-intenses comme nous en avons cité plusieurs exemples. (*Obs.* X^e. *et* XVIIe.) Mais ces faits ne sont que des exceptions à la règle générale ; car le plus souvent, après quelques jours de l'usage des émolliens, il faut commencer le traitement antipsorique , proprement dit , sans lequel la maladie ne guérirait pas.

C'est à la suite de la suppression brusque de cette variété de gale que l'on a vu souvent survenir des accidens, surtout lorsqu'elle était très-confluente. Il est, en effet, facile de concevoir que , si une grande partie de la peau fournit une suppuration abondante, que si cette suppuration existe depuis un certain temps, sa suppression subite pourra être suivie d'effets analogues à ceux qui résultent de la trop prompte suppression d'un ancien exutoire. Les fumigations alcoholiques, sulfureuses, mercurielles, ne conviennent point en général dans cette variété qui leur résiste davantage que les autres. On voit très-souvent de nouvelles pustules accompagnées de furoncles se former sur différentes parties du corps et durer pendant un temps plus ou moins long.

En même temps qu'on suivra ce traitement antipsoriques avec les modifications dont nous avons parlé, on donnera au malade une décoction de chicorée sauvage avec deux ou trois gros de sulfate de magnésie par pinte; du petit-lait nitré, ou toute autre boisson semblable, et l'on finira le traitement par une purgation, ou deux, au besoin.

Art. IIIe. *Traitement de la variété miliaire.*

Les fumigations alcoholiques, ou sulfureuses conviennent mieux ici que dans toute autre variété; elles guérissent plus promptement la gale miliaire que la boutonneuse, et surtout que la pustuleuse qui leur résiste souvent avec beaucoup d'opiniâtreté. Cependant, malgré que les

fumigations soient un peu mieux appropriées à
cette variété qu'à toute autre, les inconvéniens
que nous leur avons reprochés, en général, ne
laissent point que de rester les mêmes , et on ne
devra jamais les employer chez les femmes qu'a-
vec une extrême précaution ; crainte d'occasioner encore des avortemens , comme nous en
avons vu plusieurs exemples à l'hôpital. La dis-
simulation perfide de quelques mères cruelles
qui méditent la destruction du fruit qu'elles
portent dans leur sein , et qui ne réussissent
que trop souvent dans leur coupable projet me
font insister sur un danger que j'ai déjà signalé,
mais dont l'objet est d'une si haute importance
que je n'ai pu m'enpêcher d'y revenir à cette
occasion.

Les linimens que nous connaissons n'agissent
pas plus efficacement sur cette variété miliaire
que sur la boutonneuse ; il en est de même des
pommades qui pourront toutes être employées
à peu près avec les avantages et les inconvéniens que nous leur avons reconnus. Cependant
nous avons remarqué , dans plusieurs circonstances , que les pommades irritantes avaient eu de
meilleurs effets dans cette variété que dans les
autres ; mais la pommade sulfuro - savonneuse
méritera toujours la préférence sur celles usitées
jusqu'à ce jour.

Quant aux lotions, nous n'avons rien observé

de remarquable, excepté qu'en général cette variété (qui, du reste, est fort rare) nous a paru
être celle qui se prêtait le mieux à leur emploi ;
le sous-carbonate de potasse en solution dans
l'eau nous a plusieurs fois réussi ; la plupart des
autres moyens qui conviennent dans la variété
boutonneuse sont également applicables à celle-
ci. On administrera des bains tièdes afin d'apaiser
un peu la démangaison qui est ordinairement
très-forte.

CHAPITRE II.

Du traitement de la gale chez les enfans en bas âge.

LE traitement des enfans très-jeunes ne diffère
pas essentiellement de celui des adultes ; mais il
demande dans son administration beaucoup plus
de prudence, de ménagement et de précautions. Si chez un enfant nouveau-né, ou même
à l'âge de dix-huit mois ou deux ans, on pres-
crivait une pommade irritante, telle que celle
d'ellébore, celle de Pringle, l'onguent citrin,
ou autres médicamens de cette nature, il se
manifesterait inévitablement des éruptions nombreuses inflammatoires et très – douloureuses :

l'enfant refuserait de téter, et une fièvre très-forte avec insomnie se déclarerait. Nous avons été témoins deux fois de semblables accidens occasionés par l'onguent citrin, dont nous avons déjà fait remarquer plusieurs fois les tristes effets. L'observation suivante est trop remarquable, et en même temps trop intéressante pour pouvoir être passée sous silence.

LIII°. Observation.

Gale boutonnée existante chez un enfant de six mois, et suivie d'accidens très-graves occasionés par l'onguent citrin. Guérison par les émolliens opiacés.

Un enfant, âgé de six mois, d'une bonne constitution, entra avec sa mère à l'hôpital Saint-Louis pour y être traité de la gale; trois frictions, faites avec l'onguent citrin, quelques jours avant son arrivée, avaient produit une éruption inflammatoire très − intense sur l'abdomen et les épaules; les bras et les avant − bras étaient gonflés, tendus, rouges, douloureux et couverts de boutons d'irritation; il y avait insomnie complète; accélération du pouls; rougeur de la face. Cet enfant poussait des cris continuels, et ne voulait presque point téter. (Bain tiède (*bis*); fomentations d'eau de guimauve et de têtes de

pavots; potion gommeuse.) Ces moyens, continués pendant quinze jours, furent suivis d'un
plein succès ; la gale disparut entièrement avec
les phénomènes inflammatoires qui compromet-
taient si éminemment les jours de ce malheureux
enfant.

Au lieu de faire usage d'une foule de pommades irritantes, dont quelques unes sont encore
fort accréditées et employées indistinctement
dans tous les cas, on prescrira, avec beaucoup
plus de succès, notre pommade, ou nos lotions
sulfuro - savonneuses, ou tout simplement la
lotion sulfureuse. Quel que soit au reste le traitement que l'on adopte, il faut toujours en suivre
assidûment les effets, et ne faire que de très-légères frictions, afin d'éviter les accidens qui se
manifestent si facilement à cet âge. Il est à remarquer que chez les jeunes sujets, on observe
très-souvent sur le dos, la poitrine, et principalement le ventre, beaucoup de boutons rouges,
parmi lesquels on remarque plus ou moins de
traces de l'éruption psorique. Ces boutons inflammatoires dépendent de l'extrême sensibilité
et de la délicatesse de la peau; de ce que le linge
est trop dur, ou de toute autre cause analogue.
C'est surtout ici qu'il est fort important de ne
point confondre ces accidens passagers avec la
gale elle-même ; car l'application des pommades
anti - psoriques ne ferait qu'empirer le mal, et

pourrait le faire, en certains cas, à un point très-dangereux. Des fomentations émollientes sur les parties enflammées, les bains généraux d'eau de son ou de guimauve, sont des moyens que l'on ne saurait trop recommander en pareille occasion ; M. Lugol en a retiré d'immenses avantages à l'hôpital Saint-Louis : entre autres faits que j'ai recueillis sur ce point, je me contenterai de citer le suivant :

LIV°. Observation.

Gale boutonneuse coïncidant avec une éruption inflammatoire chez un enfant de dix - huit mois. Avantage des émolliens et guérison par une pommade soufrée.

Clovis, âgé de dix-huit mois, entra à l'hôpital Saint - Louis le 23 janvier 1820. Il avait entre les doigts des mains et à la plante des pieds, des boutons psoriques très - bien prononcés; partout ailleurs, ce n'était pour ainsi dire qu'une plaque de boutons rouges très-élevés, qu'avaient fait naître des lotions conseillées par un apothicaire ; cet enfant était dans un état d'agitation extrême, en proie à des douleurs atroces. Toutes les parties affectées furent recouvertes de compresses trempées dans l'eau de guimauve, et on plongea Clovis deux fois par jour dans un bain d'eau de son, pendant une heure et demie chaque fois. On ne tarda pas à voir une amélioration très-sensible, et, au bout de dix jours, il n'y avait plus que quelques boutons de gale sur les poignets, entre les doigts et sur les pieds. Quelques légères frictions avec une pommade sulfureuse les firent disparaître en onze jours.

En même temps qu'on fait un fréquent usage des émolliens sur les parties où s'est développée une éruption contre nature, on fait de légères frictions sur les mains, les avant-bras et les autres parties du corps, où on aperçoit l'affection psorique.

Quand l'éruption inflammatoire est terminée, s'il reste quelques boutons de gale, on les guérit par quelques frictions qui jouissent alors de toutes leurs propriétés anti-psoriques; on peut même par fois faire usage de frictions sulfureuses quelque temps avant l'entière disparition de l'éruption inflammatoire. Cette éruption peut sans doute être considérée comme une complication avec la gale; mais elle est si fréquente chez les enfans en bas âge, que j'ai cru plus utile d'en parler ici que de renvoyer ce que j'avais à en dire au traitement des complications.

Les fumigations sulfureuses ne sont point usitées dans le traitement de la gale chez les enfans; je crois qu'on ne doit point les regretter.

CHAPITRE III.

Modifications du traitement de la gale, selon certaines constitutions individuelles.

On rencontre parfois dans la pratique des cas particuliers qui résistent au traitement employé ; nous avons vu échouer entièrement, ou presque entièrement, chez quelques personnes, des moyens qui avaient été généralement couronnés de succès. C'est alors qu'il ne faut pas s'opiniâtrer à continuer un traitement infructueux qui pourrait finir par avoir de mauvais résultats. On fera choix d'un autre médicament, sinon d'une efficacité plus générale peut-être mieux approprié au cas particulier que l'on a sous les yeux. Il y a aussi certaines constitutions, qui, soit à cause de leur faiblesse, soit à cause d'une trop grande susceptibilité, ne peuvent point supporter l'usage des fumigations alcoholiques, sulfureuses et autres, et alors on n'insistera pas sur leur emploi, qui, dans ces sortes de cas, a quelquefois été suivi de syncopes, de faiblesse générale, de fièvre, d'accès nerveux, etc.

Lorsqu'on soigne une personne d'une grande susceptibilité nerveuse, le traitement doit être composé de plusieurs bains d'eau tiède et d'une pommade peu active, en petite quantité ; les pommades sulfuro - savonneuses sont encore celles qui doivent être préférées. Il faut avouer cependant que l'on rencontre des cas dans lesquels on est forcé d'avoir recours à d'autres médicamens ; en voici un exemple :

LVe. OBSERVATION.

Gale boutonneuse très-intense, dans laquelle on est obligé d'abandonner l'usage de la pommade sulfuro-savonneuse pour avoir recours à d'autres moyens.

M***, Marie, âgée de trente-huit ans, brodeuse, d'un tempérament nerveux et d'une faible constitution, entra à l'hôpital Saint-Louis pour une gale boutonnée, fort nombreuse. Les mains et les avant-bras étaient couverts de vésicules transparentes, très-prurigineuses et de boutons opaques sans changement de couleur à la peau ; il y en avait également beaucoup sur les fesses et la partie interne des cuisses ; la démangeaison était très-forte ; (friction avec la pommade sulfuro-savonneuse.) Les jours suivans la malade éprouva beaucoup d'ennui et de chagrin qui déterminèrent des accès nerveux très-fréquens, pour lesquels on fut obligé de suspendre les frictions, et d'administrer les anti-spasmodiques.

M***, s'étant trouvée mieux, ne voulut pas rester davantage à l'hôpital malgré nos instances. Appelé chez elle huit jours après, je lui conseillai de se frictionner avec la pommade sulfuro-savonneuse ; mais bientôt la malade se refusa à son emploi , à cause de l'odeur qui s'exhalait à la suite des frictions. Cependant je tâchai d'insister sur ce moyen, qui ne tarda point à renouveler les accès nerveux. Je fus alors contraint de cesser ce traitement, et d'administrer quelques anti-spasmodiques ; je prescrivis ensuite les lotions d'alcohol savonneux, qui procurèrent une guérison complète dans douze jours. Ces lotions n'offrirent de particulier que le développement d'un léger engorgement au pli du bras gaucue ; quelques bains locaux émolliens le firent disparaître en peu de temps.

CHAPITRE IV.

Traitement des complications.

Lorsque la gale coïncide avec une maladie aiguë ; une fièvre synoque , bilieuse , muqueuse ; etc. ; une pleurésie, pneumonie, péritonite , etc. , on devra différer le traitement antipsorique jusqu'à la disparition complète ou au moins suffisante des symptômes aigus.

On peut dire d'une manière générale que toutes les affections concomitantes peuvent être traitées à peu près de la même manière que si la gale n'existait pas. Si un embarras gastrique vient la compliquer, et qu'on ait lieu de croire qu'il tienne au traitement, comme on l'observe assez souvent dans l'administration des fumigations sulfureuses, on le suspendra pour quelque temps; si l'embarras gastrique ne reconnaît point cette cause, et qu'il soit léger, on pourra continuer le traitement sans danger : il vaut mieux cependant l'interrompre pour quelques jours quand cela est possible.

Lorsque la gale est compliquée de furoncles on conseillera les bains d'eau, principalement les bains alcalins, et on prescrira à l'intérieur du petit-lait émetisé; de l'eau-de veau nitrée ; une tisane de chicorée ; de l'eau de poulet, etc., aiguisés avec un sel neutre à dose laxative.

Quand la variété bontonneuse coïncide avec la pustuleuse, il est nécessaire de faire prendre d'abord des bains locaux d'eau de son ou de guimauve, et des bains généraux ; le traitement ordinaire peut ensuite être appliqué avec le même succès que dans la gale en général.

Il n'est pas rare d'observer des boutons rouges confondus avec ceux de la gale : il faut, dans ces cas, avant de commencer le traitement, prescrire des bains tièdes, et ensuite des bains locaux émolliens, quand l'éruption accidentelle est très-forte. La gale, ainsi réduite à son état de simplicité, paraît beaucoup moins intense, et guérit dans un temps plus court.

Si la gale pustuleuse est compliquée d'un gonflement considérable des parties affectées, avec rougeur et tension, on administrera d'abord des bains émolliens locaux que l'on renouvellera deux, trois, ou quatre fois par jour; on aura soin de préserver ces parties du contact de la chemise ou des vêtemens ; on les couvrira de compresses fines que l'on tiendra imbibées d'eau de guimauve. Les bains généraux sont encore ici d'une grande utilité ; le gonflement est porté quelquefois au point que les malades éprouvent les douleurs les plus cruelles ; on cherchera à les calmer par des fomentations et des cataplasmes émolliens, ou rendus légèrement narcotiques. Un moyen que l'on ne doit point négliger et dont M. Lugol a retiré fréquemment de grands avantages à l'hôpital Saint-Louis, ce sont des lotions émollientes légèrement chargées de savon. Ces lotions agissent de deux manières différentes; 1°. en produisant la résolution de l'inflammation ; 2°. en agissant comme anti-psoriques. Les lotions d'eau de savon et les bains locaux de même nature conviennent surtout lorsqu'on a fait usage pendant plusieurs jours des émolliens. Je les ai vu encore employer plusieurs fois avec succès, lorsque les émolliens et les narcotiques avaient échoué en lotions et en fomentations. En voici un exemple :

LVIe. OBSERVATION.

Gale boutonnée très-intense, avec gonflement énorme des avant-bras et des mains : les émolliens n'ont que très-peu d'efficacité ; avantage très-marqué des lotions d'eau de savon. Guérison par des lotions d'alcohol savonneux.

Dutertre, Denise, âgée de quarante ans, brodeuse, entra à l'hôpital Saint-Louis au mois de juin 1821; elle avait contracté la gale depuis trois semaines en couchant avec son mari. Il y avait aux aisselles des croûtes jaunâtres très-épaisses, et plusieurs furoncles en divers endroits du corps. L'avant-bras, le poignet et la main gauches étaient le siége d'un grand nombre de vésicules et de boutons de gale très-prurigineux; le membre thoracique droit était gonflé, rouge et douloureux; la main présentait une énorme tuméfaction, et il y avait impossibilité de mouvoir ces parties. On observait entre les doigts un suintement séreux; dans la paume de la main, autour du poignet et de l'avant-bras de ce côté, il y avait des vésicules transparentes à base large, et des pustules en suppuration. (Bain tiède général; fomentations émollientes; bains locaux d'eau de gui-

16

mauve et de son. Ce traitement fut fait pendant quinze jours avec exactitude , mais sans succès. Dutertre souffrait toujours beaucoup; il y avait peu de sommeil; la tuméfaction du membre droit était à peu près aussi considérable que le premier jour; la main était tellement gonflée , rouge , luisante et douloureuse , qu'il y avait à craindre la formation d'un abcès dans la paume de la main. On continua encore pendant huit jours les bains locaux émolliens , répétés trois fois le jour et associés avec des fomentations d'eau de guimauve et de têtes de pavôts. Dutertre éprouva un léger soulagement. Cependant la tuméfaction n'ayant presque point encore diminué , M. Lugol ordonna les bains d'eau de savon qui procurèrent en peu de temps un soulagement très-notable. Au bout de huit jours le gonflement avait disparu en partie; des cataplasmes émolliens procurèrent alors un très-bon effet : on les continua pendant douze jours , et on les supprima ensuite pour recommencer les lotions d'eau de savon qui achevèrent de dissiper l'engorgement. L'éruption psorique qui restait guérit par quelques lotions avec l'alcohol savonneux.

Cette observation est fort curieuse : elle prouve que l'état inflammatoire peut être combattu plus heureusement, en certains cas , par les excitans que par les antiphlogistiques ordinaires; qu'inutilement on appliquerait ce traitement émol-

lient sur certaines tumeurs enflammées, parce
que l'état inflammatoire dépend alors d'une cause
spécifique, qui est la cause immédiate de lama-
ladie ; que c'est cette cause qu'il faut combattre
pour hâter la terminaison ; que par toute autre
méthode on ne guérit point, on ne fait que
produire un soulagement fictif qui n'empêche
pas la maladie de dégénérer et de devenir très-
grave, alors qu'il eût été si facile d'en arrêter
le cours dans son principe.

Je ne développerai pas davantage cette idée,
sur laquelle M. Lugol nous a fait les applications
les plus multipliées dans son cours de médecine,
dont l'impression est si ardemment attendue de
ses nombreux auditeurs.

Lorsque la gale coïncide avec une maladie
chronique, on peut assez ordinairement la traiter
indépendamment de celle-ci, et, dans certains
cas, on doit même se hâter de le faire. (*Obs*.
LVIIe., LVIIIe., LIXe. *et* LXe.)

On aura soin seulement, si l'affectation cutanée
est ancienne et fort intense, de la traiter avec
ménagement, et même quelques précautions.
On commencera par des frictions sur une seule
partie du corps ; puis successivement sur toutes
les parties affectées de la gale.

Dans certains cas, on pourra établir un cau-
tère avant de commencer le traitement, et on ne
devra pas négliger cette précaution, s'il y a de la

gêne pour respirer, de la céphalalgie, ou autres phénomènes analogues.

Si l'on a lieu de regarder la maladie chronique comme un effet de la gale, on se hâtera de guérir celle-ci, en donnant en même temps les mucilagineux à l'intérieur. (*Obs.* VIIe.) Il n'est pas rare, dans les cas de cette espèce, de voir la santé se rétablir promptement après la guérison de la gale. (*Obs. ibid.*) Si, au contraire, on abandonnait l'affection à elle-même, le trouble des fonctions ne ferait que s'accroître; la fièvre lente pourrait survenir, et par suite la consomption et la mort. (*Obs.* XXXVIIe *et* XXXVIIIe.)

LVIIe. Observation.

Gale survenue pendant le cours d'une affection scrophuleuse ; d'abord négligée et hâtant le développement des scrophules ; puis enfin traitée et les scrophules ralentissant leur progrès.

Dupuis, âgé de vingt-cinq ans, contracta la gale pendant qu'on le traitait des scrophules.

La gale ayant été abandonnée à elle-même, les pustules augmentèrent, le prurit devint insupportable et amena l'insomnie :

Les remèdes stimulans, employés contre l'affection scrophuleuse , irritèrent la poitrine , et néanmoins on les continua ; la toux se manifesta et devint continuelle avec hémoptysie de temps à autre ; la fièvre avait le type quotidien.

La figure s'altérait chaque jour davantage ; les traits se grippaient. La peau, dans le peu d'intervalle que pouvaient laisser les pustules et les ulcères psoriques, était comme terreuse ; la diarrhée se joignit à tous ces symptômes et devint colliquative ; enfin le marasme paraissait très-avancé , lorsque M. Ranque ordonna un traitement anti-psorique , qu'il eut soin de ne faire que graduellement en commençant par les bras, et successivement sur toutes les autres parties du corps , après avoir placé préalablement un vésicatoire au bras.

Le second jour, la démangeaison était plus supportable dans les parties lotionnées , et Dupuis présenta chaque jour une amélioration très-notable à mesure que la gale disparaissait. Aussitôt que la démangeaison cutanée commença à diminuer, la toux s'apaisa, l'oppression se dissipa, l'hémoptysie n'eut plus lieu, la diarrhée colliquative fut moins fréquente , et les nuits devinrent meilleures. Après trente-cinq jours de traitement, le malade fut guéri de sa gale, et de la plupart des accidens auxquels elle avait donné lieu. Pendant ce traitement on employa les mucilagineux, les béchiques et la décoction blanche.

Tous ces remèdes, qui avaient été nuls pendant que la gale existait, eurent l'influence la plus heureuse sur le rétablissement de Dupuis, qui fut traité plus tard d'un engorgement scrophuleux aux glandes du col, et d'une exostose à la cuisse. (Ranque, *mém. et obs. sur la gale.*)

LVIIIe. Observation.

Gale boutonneuse intense compliquée de scrophules. Guérison en trente et un jours par la pommade savonneuse.

Lavanne Louise, fille, âgée de dix-neuf ans, couturière, avait la gale depuis deux mois, lorsqu'elle entra à l'hôpital Saint-Louis, le 8 septembre 1821. Il y avait aux aisselles des boutons opaques très-élevés avec un peu de rougeur; les avant-bras, mais principalement les mains, contenaient une très-grande quantité de boutons et de vésicules, qui occasionaient beaucoup de démangeaisons. On voyait également sur la partie interne des cuisses et des jambes, plusieurs petites ulcérations rougâtres provenant de la déchirure des boutons ou des vésicules psoriques. Lavanne portait un engorgement derrière la branche de la mâchoire inférieure du côté droit : elle avait d'ailleurs tous les traits qui caractérisent les scrophules. Cheveux blonds, yeux bleus,

bouffissure de la face qui était d'une blancheur
éclatante, légèrement rosée, lèvre supérieure sail-
lante et toutes les formes arrondies.

Les frictions savonneuses, combinées avec le
traitement anti-scrophuleux, firent disparaître
la gale en trente et un jours.

Il resta long-temps entre les doigts des petites
ulcérations et des croûtes jaunâtres ou grisâtres,
ce qui fut la cause du retard de la guérison. La
pommade savonneuse, comme on peut le voir, a
eu assez peu d'efficacité.

On continue maintenant le traitement anti-
scrophuleux.

LIXe. OBSERVATION.

*Gale compliquée de scorbut. Guérison en seize
jours par une pommade soufrée.*

Rose ***, âgée de quarante-neuf ans, entra
à l'hôpital Saint-Louis pour y être traitée d'une
gale compliquée de scorbut. Rose *** avait été
autrefois dans l'aisance ; mais des revers de for-
tune l'avaient jetée dans une misère extrême.
Elle habitait depuis plusieurs années un endroit
humide et malsain, et vivait d'une nourriture très-
grossière. Des chagrins profonds rendaient encore son existence plus malheureuse.

A son entrée à l'hôpital, elle présentait les

phénomènes suivans : 1°. douleurs fortes dans les gencives, qui étaient saignantes, tuméfiées; les dents, peu affermies dans leurs alvéoles, étaient enveloppées de tartre ; l'haleine était fétide ; il y avait plusieurs taches scorbutiques sur les jambes; faiblesse générale : 2°. éruption psorique très-nombreuse sur les avant-bras, entre les doigts, à la partie antérieure des poignets, principalement à leur partie interne. Il y en avait peu sur la poitrine et point ailleurs ; la démangeaison était très-forte.

Il est à remarquer que les premiers phénomènes du scorbut avaient lieu depuis six mois; que la gale n'existait que depuis quinze jours, et qu'elle aggravait les symptômes scorbutiques. (Frictions sulfuro - alcalines, petit - lait, sucs d'herbes ℥iv.) La gale disparut complètement en seize jours ; dès lors l'état scorbutique s'améliora de jour en jour.

On continua avec beaucoup davantage l'usage du petit-lait et des sucs d'herbes.

LXe. OBSERVATION.

*Gale boutonneuse compliquée d'affection chro-
nique de poitrine et de dartres. Guérison en
huit jours par la pommade sulfuro-savonneuse.*

Legai, Thérèse, fille, âgée de quarante-un
ans, ouvrière en linge, entra à l'hôpital Saint-
Louis pour y être traitée d'une gale qu'elle portait depuis quinze jours. On observait des vésicules aqueuses transparentes et prurigineuses,
sur la partie antérieure des poignets et entre
les doigts, où il y avait également des petites
croûtes jaunâtres et quelques boutons opaques.
L'éruption psorique était peu nombreuse sur
la poitrine et les cuisses. Legai éprouvait de
temps en temps des douleurs dans la poitrine,
depuis plusieurs années qu'elle avait essuyé une
fluxion de poitrine; elle avait une expectoration
abondante de crachats filans et visqueux. Au
huitième jour de ce traitement la gale avait entièrement disparu. Legai est traitée depuis quelque temps dans une autre salle d'une dartre au
nez, et de son affection thoracique.

LXIe. OBSERVATION.

Gale compliquée de dartre lichénoïde sur un bras, squammeuse sur un bras et une jambe.

Ferazaty, Charles, âgé de vingt-deux ans, peintre en bâtimens, entra à l'hôpital Saint-Louis le 5 octobre 1821, pour y être traité d'une gale qu'il avait contractée en voyageant, il y a neuf mois. Il avait fait plusieurs traitemens anti-psoriques incomplets par des frictions avec diverses pommades, et il en était resulté sur le tronc et les membres des dartres très-intenses. Voici son état à son arrivée à l'hôpital Saint-Louis. Boutons et vésicules entre les doigts et à la partie antérieure des poignets, démangeaison très-forte dans ces parties ; le bras et la jambe gauches étaient couverts de squammes très-minces, blanchâtres, de la grandeur de l'ongle, et plus. Le bras et l'avant-bras droit étaient rugueux, et présentait une dartre lichénoïde très-bien marquée ; le dos était aussi couvert de plaques rouges irrégulièrement arrondies, formées par la réunion de plusieurs boutons rouges arrachés par les frottemens qu'exerçait continuellement le malade.

On prescrivit les bains sulfureux seuls, et une tisane de chicorée sauvage avec un sel neutre, pour traitement contre les dartres et l'affection psorique. Au bout de dix jours, la gale avait presque entièrement disparu. Le 16 octobre, il ne restait plus que les dartres qui, aujourd'hui, premier novembre, ont à peu près disparu par les bains sulfureux.

LXIIe. OBSERVATION.

Gale boutonneuse, compliquée d'ulcères atoniques, guérie par treize bains de vapeurs aqueuses.

Wagner, Nicolas, âgé de vingt ans, imprimeur en papiers, entra à l'hôpital Saint-Louis, au mois de septembre 1821, pour y être traité d'une gale qu'il avait prise quinze jours auparavant en couchant dans des draps sales. Il y avait des vésicules transparentes, prurigineuses, à la partie antérieure des poignets et entre les doigts, avec de petites ulcérations. Aux aisselles on remarquait des croûtes épaisses, avec un suintement séreux. Cinq mois auparavant, il avait été affecté de la gale, pendant laquelle s'étaient manifestés de petits ulcères autour des malléoles du pied gauche. Depuis cette époque, ces ulcères avaient augmenté à cause de la profession de Wagner, qui l'obligeait à travailler debout.

Treize bains de vapeurs ayant fait entièrement disparaître la gale, Wagner ne voulut pas rester davantage à l'hôpital.

Il y rentra le 12 octobre 1821, uniquement pour ses ulcères, qui étaient d'ailleurs peu étendus, et auxquels le repos du lit fit promptement un grand bien, ce qui décèle toute l'influence de la cause à laquelle nous les avons attribués.

Nous avons dit plus haut que l'onguent mercuriel et tous les mercuriaux devaient être peu usités contre la gale, à cause que leur action était trop lente et sujette à beaucoup d'accidens. Mais si le mercure n'est pas un anti-psorique de choix dans les cas ordinaires, il n'en est pas de même de ceux où il y a complication de la gale avec une maladie vénérienne ; car alors on peut traiter les deux maladies par le même remède. (*Obs.* LXIIIe.)

C'est sans doute faute d'expérience que l'on a écrit, il n'y a pas fort long-temps, que l'onguent mercuriel, si puissant dans les affections syphilitiques, était tout-à-fait nul contre la gale, et que lorsqu'on faisait usage de cet onguent dans les gales *vénériennes*, les symptômes vénériens disparaissaient, la gale continuant ses ravages.

Je ne reviendrai point sur ce que j'ai dit (*voyez les complications*) des gales vénériennes, scorbutiques, etc. Ces dénominations mixtes sont toujours impropres; il n'y a point de gale vénérienne, il ne peut y avoir tout au plus que des véroles psoriformes.

Mais, d'autre part, la gale et la syphilis peu-

vent exister simultanément, et c'est dans cette
espèce de complication , ou plutôt de coïncidence , que le mercure est préférable aux autres
anti-psoriques, beaucoup plus efficaces que lui
dans les cas ordinaires.

On peut alors guérir la gale en même temps que
la vérole , et même plus promptement que celle-
ci. Entre autres faits de ce genre que je pourrais
citer, je me contenterai de rapporter le suivant.

LXIIIe. OBSERVATION.

*Gale boutonnée , assez nombreuse , compliquée
d'exostoses syphilitiques. Guérison de la gale
par des frictions mercurielles.*

C. , âgée de vingt-sept ans , d'une taille élevée
et grêle , entra à l'hôpital Saint-Louis, ayant une
vérole consécutive et la gale. Cette dernière
maladie ne durait que depuis quinze jours. On
voyait sur la partie antérieure des poignets, entre
les doigts , sur les mains , aux aisselles et sur la
partie interne des cuisses, des boutons opaques,
bien marqués , sans changement de couleur à la
peau , accompagnés d'une démangeaison assez
forte ; il y avait aussi des vésicules séreuses transparentes , et quelques petites excoriations rougeâtres. On remarquait au coronal une exostose
assez considérable , et deux autres sur le sternum.

Il y avait des douleurs ostéocopes très-fortes. (Frictions mercurielles sur les membres inférieurs, alternativement; ensuite aux membres thoraciques, et plus tard sur la poitrine.) On commença par un gros d'onguent tous les deux jours, et après deux semaines les frictions furent faites tous les soirs.

La gale fut guérie en trois semaines. On continua le traitement, qui dès lors n'était plus qu'anti-syphilitique; il survint une salivation abondante qui fut combattue par les dérivatifs ordinaires. Après cette salivation, les symptômes vénériens avaient beaucoup diminué, mais n'avaient pas entièrement disparu. La malade demanda néanmoins à sortir, attendu qu'elle n'était venue à l'hôpital Saint-Louis que pour y être traitée de la gale.

LXIVᵉ. OBSERVATION.

Gale boutonneuse très-intense sur le tronc et les membres, transformée en une espèce de dartre lichénoïde, par des frictions avec la pommade d'ellébore.

Le nommé Boulay entra à l'hôpital Saint-Louis le 19 novembre 1820, pour y être traité d'une gale qu'il avait contractée depuis trois mois en couchant dans des draps sales. Il portait

autour des poignets, entre les doigts, sur la poitrine, le dos, et à la partie interne des cuisses,
beaucoup de boutons psoriques, accompagnés
d'une démangeaison très-forte qui redoublait
pendant la nuit. Boulay s'étant frotté avec la
pommade d'ellébore une fois le matin et une le
soir, pendant trois jours, nous vîmes le corps se
recouvrir de petites dartres d'une grandeur variable et ressemblant parfaitement au lichen
qu'on trouve sur l'écorce des vieux arbres. La
démangeaison était modérée. On suspendit le
traitement, et on administra des bains d'eau qui
achevèrent de procurer la guérison. Boulay sortit de l'hôpital le 20 décembre 1820.

CHAPITRE IV.

Traitement des accidens.

Les auteurs parlent d'un grand nombre d'accidens qui peuvent résulter de la métastase ou de
la répercussion de la gale.

On a cité des cas d'ictère, d'hydropisie, de
salivation, de dyspnée, de défaillances, d'anxié-
tés, de fièvre lente, de maigreur, d'étisie, etc.,
etc., etc., survenus à la suite de la rétropulsion
de la gale.

Hippocrate rapporte le cas d'un Athénien qui mourut hydropique peu de temps après avoir été guéri d'une gale nombreuse.

Quoi qu'il en soit de cette observation (dans laquelle peut-être le prurigo a été pris pour la gale), nous pouvons assurer que nous n'avons vu qu'un très-petit nombre de ces accidens dont on parle dans tous les livres.

Il est vrai néanmoins qu'on a dû les observer plus souvent et à un plus haut degré d'intensité, dans des temps où l'on traitait la gale par des substances plus irritantes les unes que les autres, comme le mercure, la staphisaigre, l'ellébore, la cévadille, le tabac, l'arsénic.

Ces accidens devaient surtout avoir lieu, lorsqu'on traitait la gale par des moyens aussi violens, sans prendre certaines précautions nécessaires pour simplifier la gale, avant que de commencer le traitement anti-psorique.

En considérant la chose sous ce point de vue, il est même étonnant qu'on ne cite pas un plus grand nombre d'événemens malheureux. Ainsi, par exemple, l'usage des pommades ou des lotions d'ellébore, de staphisaigre, de tabac; celui de la pommade citrine dans une gale boutonneuse, compliquée de boutons inflammatoires, de furoncles, de gonflement de la peau; dans une gale pustuleuse, avec des phénomènes inflammatoires très-prononcés, pourront produire des accidens de toute nature, depuis une démangeaison très-vive jusqu'au délire et la mort.

Quelle que soit la cause de ces accidens, quels
que soient ces accidens eux-mêmes, dès qu'ils
commencent à se manifester, on doit suspendre
le traitement anti-psorique ; s'il y a des éruptions
inflammatoires avec cuisson très-forte, on se hâtera de prescrire des bains généraux, des boissons
rafraîchissantes, et quelquefois même il faudra recourir à la saignée. La diète sera plus ou moins
sévère, selon le degré d'intensité des accidens.

Lorsque ceux-ci ont un caractère nerveux, qu'il
se manifeste des spasmes, des convulsions, etc.,
on conseillera les eaux de fleurs de tilleul,
de feuilles d'oranger, de mélisse, de laitue, dont
on fait des potions avec l'éther, le musc, qui ont
été souvent fort utiles.

S'il survient une salivation très-forte, on emploiera les bains généraux, les pédiluves sinapisés, souvent répétés, des lavemens irritans,
du petit-lait, l'eau de poulet, de veau, avec addition d'un sel neutre. Ces remèdes ne manquent
guère de produire l'effet qu'on en attend. (*Obs.*
LI *et* LII.)

M. Lugol les a mis en usage sur un grand
nombre de malades qui avaient été traités par la
lotion de Freitag, et chez tous ils firent cesser
la salivation.

Les accidens que peuvent produire les mau

vaises méthodes de traitement, ne sont pas toujours immédiats, et peuvent être plus ou moins éloignés. Il n'est même pas rare de voir des personnes qui ont été mal traitées de la gale, éprouver, pendant plusieurs années, des douleurs vagues dans diverses parties du corps, ou d'autres phénomènes morbifiques que l'on qualifie de *gales rentrées*, et qu'on a expliqués d'une manière plus ou moins bizarre.

Un auteur qui, comme nous l'avons vu au chapitre des lotions, s'est beaucoup trop laissé prévenir en faveur d'un remède qu'il a proposé contre la gale, a cru que ses lotions avaient la propriété de faire ressortir *des gales rentrées depuis plusieurs années*. Voici la théorie qu'il a donnée :

« Qui peut lui contester (*au ciron*) la faculté de s'introduire, par degré, jusqu'au centre de notre corps, de s'y former un asile semblable à celui qu'il se fait sous la peau? Les insectes, comme on sait, sont doués d'un instinct plus délicat, pour ainsi dire, que les animaux d'une structure plus forte; cette compensation leur était nécessaire pour protéger leur existence au milieu des innombrables dangers qui les menacent....

» Il n'est pas étonnant qu'il (le ciron) déserte l'intérieur pour venir s'établir à la surface du corps où son instinct lui fait juger qu'il retrouvera des sucs plus propres à son existence.....

» Dans l'emploi d'une substance éminemment destructive des poux de la gale, le système absorbant la transporte dans le torrent de la circulation, la fait pénétrer dans tous les viscères, et frappant à la fois ces animaux partout où ils se trouvent, asphyxie les uns dans l'intérieur du corps, et force le plus grand nombre de se précipiter vers la peau pour se soustraire à leur ennemi. Tel est le cas où se trouvent les personnes chez qui la décoction de staphysaigre opiacée rappelle les gales rentrées depuis long-temps (1)..... »

On voit que les auteurs cironiens ne manquent pas d'imagination, et qu'ils ne s'en tiennent pas à la superficie des choses.

Dans un ouvrage destiné à faire connaître les résultats de recherches cliniques, nous passerons légèrement sur des théories aussi frivoles, auxquelles auraient peut-être de la peine à croire ceux qui les ont imprimées. On doit aujourd'hui l'espérer plus que jamais; car on assure que les cironiens de nos jours sont comme les augures de Rome, qui ne pouvaient se rencontrer dans les rues sans rire.

Il est très-difficile de décider que les symptômes dont se plaint un malade tiennent à une gale qu'il a eue précédemment, au traitement

____

(1) Mémoire et Observations cliniques sur un nouveau procédé pour la guérison de la gale, p. 42 et 45. Paris, 1811.

dont on a fait usage, ou à toute autre cause qui
a pu survenir. C'est pourquoi le traitement des
gales rentrées, qui, dans toutes les compilations
publiées sur la gale, fait un des chapitres les plus
étendus, peut à peine faire partie de notre travail. Nous n'avons rien ou presque rien vu sur
cela que nous puissions donner pour certain.
De tous les moyens qu'on jugerait *à priori* devoir faire cesser les accidens d'une gale rentrée,
ce serait certainement de donner de nouveau la
maladie à une personne qui l'aurait eue précédemment; mais ce procédé présente des chances
de succès bien douteuses.

LX.V^e. OBSERVATION.

*Phénomènes divers développés peu de temps
après la suppression d'une gale. Une nouvelle
contagion ne procure aucun soulagement.*

Un malade éprouvait, depuis plusieurs années,
des douleurs dans les membres et dans toutes les
parties du corps, principalement à l'estomac. La
digestion se faisait mal, et il y avait de la roideur
dans toutes les articulations. Ces phénomènes exis-
taient depuis quatre ans, et avaient été traités infructueusement par un grand nombre de moyens
divers. Le malade les attribuait à la prompte sup-

pression d'une gale qu'il portait depuis trois mois.
Plusieurs traitemens ayant échoué, on pensa qu'en
rétablissant la gale, on pourrait peut-être procurer du soulagement. C'est pourquoi on lui
conseilla de coucher avec un galeux ; la contagion n'eut lieu que difficilement ; mais enfin l'é-
ruption psorique devint assez abondante ; elle fut
conservée pendant trois semaines que j'ai vu le malade, à l'hôpital Saint-Louis, sans qu'il en éprou-
vât aucune amélioration dans les symptômes.

CHAPITRE V.

De la gale considérée comme salutaire.

Quoique la gale soit, en général, une maladie
très-désagréable dont il faut chercher à délivrer le
malade, il est des cas néanmoins où cette maladie a servi de moyen curatif à certaines affections
préexistantes. Les cas de ce genre ne sont pas
fort nombreux ; je peux cependant en rapporter
trois.

LXVIe. Observation.

État de tristesse, d'insouciance, etc., disparais-
sant par le développement d'une gale intense.

Un jeune homme mélancolique, qui était sans
cesse en prières, qui mangeait et buvait peu,

qui paraissait extrêmement triste, et ne prenait intérêt à rien, fut attaqué de la gale dans la maison de travail (à Prague). Dès ce moment il commença à gémir, à pleurer et à demander à boire. Bientôt après il se manifesta une éruption sur tout son corps ; la démangaison qu'elle lui procurait, lui devient si incommode, qu'il oublia ses prières. Il commença à faire attention et à s'intéresser aux objets qui l'entouraient, parce qu'il prit de la gaîté. Il desira de manger et il retourna quelque temps après, bien portant, auprès de ses parens. (Guldner, *Bibl. Germ. Tom.* I.)

LXVIIe. OBSERVATION.

Etat d'imbécillité guéri par le développement d'une gale et d'une affection gastrique.

Une jeune fille à qui une amourette avait fait perdre l'esprit et qui se tenait toujours assise à terre, les jambes croisées, s'entretenant uniquement avec elle-même, se trouva avoir pour compagne une femme galeuse ; elle fut atteinte de la contagion et bientôt après d'une fièvre gastrique, pendant laquelle il se développa une éruption aux parties génitales et aux fesses, dont les boutons s'ouvrirent et formèrent des petits ulcères très-douloureux. Les règles, qui étaient supprimées, se rétablirent à cette époque, et la malade fut parfaitement guérie. (*Ibid.*)

LXVIIIᵉ. OBSERVATION.

Opthalmie chronique résistant aux vésicatoires et aux dérivatifs , disparaissant en peu de temps par une éruption psorique.

Une jeune fille, âgée de dix-huit ans, était entrée à l'hôpital Saint-Louis pour une gale pustuleuse très-forte. Long-temps avant d'avoir contracté la gale, elle était affectée d'une ophtalmie qu'elle avait négligée et qui avait passé à l'état chronique, de sorte que la malade voyait à peine assez pour se conduire ; on avait employé avec peu de succès les vésicatoires et les dérivatifs. Elle contracta la gale, qui devint confluente sur diverses parties du corps ; dès lors les yeux furent très-soulagés, et quand la malade vint à l'hôpital Saint-Louis vers la fin de l'année 1820, il ne lui restait plus que quelques taches d'un rouge pâle sur les côtés de la cornée transparente.

M. Lugol, ayant reconnu les bons effets qu'avait procurés la gale, ne voulut point la guérir de suite et la laissa encore subsister pendant environ quinze jours, d'autant plus que la démangaison était modérée. A cette époque il fit établir deux vésicatoires aux bras, administra des dérivatifs à l'intérieur, prescrivit un collyre sec et des frictions soufrées sur un membre, puis successivement sur toutes les autres parties du corps, en ayant soin d'en observer les effets. L'ophtalmie chronique se dissipa bientôt et la gale fut guérie en quinze jours.

Cette jeune fille resta ensuite, long-temps après sa guérison, à l'hôpital Saint-Louis, où elle était employée comme convalescente dans la salle des galeuses.

Description succincte du petit appareil fumigatoire de l'hôpital Saint-Louis.

C'est une espèce de boîte allongée qui présente une porte (*Pl.* Ire. *Fig.* II) par laquelle entre le malade assis sur un fauteuil à roulette (*Pl.* II *Fig.* IV); la partie inférieure de ce fauteuil offre un prolongement pour poser les pieds. En haut de l'appareil il y a une porte percée d'un trou pour passer la tête (*Pl.* Ibid *Fig.* III). On enveloppe le col avec une serviette ou tout autre linge. Sur l'un des grands côtés est un fourneau (*Pl.* I *Fig.* I.) duquel part un tuyau destiné à échauffer l'appareil. Deux conduits d'appels s'ouvrant dans l'intérieur de la boîte, viennent se réunir à ce tuyau qui fait l'office de cheminée commune (*Pl.* I *Fig.* II); la plaque sur laquelle on jette les substances qui doivent servir aux fumigations est placée au-dessus du fourneau de chaleur (*Pl.* I *Fig.* I). Elle communique par une petite porte avec l'air extérieur, et avec l'intérieur par deux ouvertures étroites et allongées. Elle communique aussi par le moyen d'un conduit avec un entonnoir placé à la partie supérieure de l'appareil, et (*Pl.* I. *Fig.* II.) dans lequel on verse les différens liquides que l'on veut volatiliser pour former la fumigation.

La température est indiquée par un thermomètre placé à la partie supérieure de l'appareil. (*Pl.* I. *Fig.* I.)

On emploie une once de soufre pour une fumigation sulfureuse et une once de cinabre pour une fumigation cinabrée.

Description succincte du grand appareil fumigatoire de l'hôpital Saint-Louis.

C'est une grande boîte en forme de parallelipipède qui présente une porte à chaque coin (*Pl.* IV); mais les malades préfèrent y entrer par quatre marches ou gradins placés le long des grands côtés (*Pl.* III). En haut de l'appareil il y a douze petites portes percées d'un trou pour passer la tête (*Pl.* VII et V); on peut les lever et les baisser à volonté, de manière à pouvoir

retirer séparément chaque personne sans déranger les autres. Pour empêcher les vapeurs de
s'échapper, on enveloppe le col des malades d'une
serviette ou tout simplement de leur chemise.
Dans l'intérieur de la boîte fumigatoire, il y a
deux bancs percés de quelques trous sur lesquels
les fumigés sont assis (*Pl.* VIII et VI) vis-à-vis
les uns des autres. Leurs pieds reposent sur
des petits bancs (*Pl.* Ibid.) placés dans l'intérieur qui est échauffé par les tuyaux qui partent de deux fourneaux (*Pl.* V et VIII) disposés à chacun de ses petits côtés. Ces tuyaux
parcourent toute l'étendue de l'appareil et reviennent ensuite sur eux-mêmes, jusques à peu
près au milieu de la boîte d'où ils sortent séparément à deux pieds de distance, s'élèvent à la
même hauteur et se réunissent en un seul tuyau
qui aboutit à la cheminée commune ou générale
(*Pl.* V). La température est indiquée par un
thermomètre placé au-dessus de chaque fourneau (*Pl.* III); la boule de cet instrument correspond dans l'intérieur de l'appareil et l'échelle
au dehors. Le soufre ou les autres substances
qui doivent servir aux fumigations sont jetées sur
une plaque disposée au-dessus d'un fourneau au
milieu de l'un des grands côtés (*Pl.* Id.); de ce
fourneau part un tuyau qui passe sous l'appareil
et va se rendre dans la cheminée commune
(*Pl.* id); la plaque sur laquelle on met les subs-

tances communique par une petite porte avec l'air extérieur et avec l'intérieur par une espèce de boîte percée de trous plus petits à la partie moyenne qu'aux extrémités (*Pl.* VIII), pour que les vapeurs puissent se répandre uniformément. Au-dessus du fourneau, placé au milieu de l'un des grands côtés, est un entonnoir qui communique par un conduit avec la plaque sur laquelle on jette les différentes substances qui servent à former les vapeurs des fumigations. Cet entonnoir sert à porter sur la même plaque les différens liquides, tels que alcohol, vinaigre, etc. , qui doivent se volatiliser pour former des fumigations humides.

Dans l'appareil fumigatoire sont deux ouvertures qui aboutissent à deux tuyaux d'appels en bois. Ces tuyaux (*Pl.* III) font l'office de syphons renversés, dont la courte branche est dans l'intérieur et la longue à l'extérieur contre le mur de la salle. Les longues branches vont se rendre dans la cheminée commune (*Pl.* id).

Ces tuyaux d'appels ont l'avantage de renouveler les vapeurs de l'étuve en les aspirant et en les portant au-dehors. Ils servent aussi à refroidir l'appareil quand il est trop échauffé ; pour cela, on n'a qu'à ouvrir le diaphragme ou soupape d'appel (*Pl.* III). Quand le diaphragme est fermé, les tuyaux n'ont aucune action.

Ce grand appareil fumigatoire est destiné pour

douze personnes ; quand on donne des fumigations sulfureuses, la dose du soufre est de six
onces , pour les fumigations cinabrées , la dose
du sulfure de mercure est de trois onces.

———————

Quelle que soit l'habileté avec laquelle cet appareil ait été conçu par M. Darcet, nous ne pouvons
taire qu'il laisse encore plusieurs choses à désirer.
1°. La chaleur n'y est pas distribuée uniformément ; nous avons vu fréquemment que les malades, placés aux quatre angles de l'appareil, près
des fourneaux, ne pouvaient supporter le degré
de température beaucoup plus fort en ces endroits que dans d'autres régions de l'appareil.
2°. Le thermomètre ne marque pas exactement
le degré de chaleur intérieure ; il marque quelquefois un haut degré, tandis que l'intérieur n'est
que faiblement chauffé. Nous avons vu en effet
plusieurs fois les malades éprouver une chaleur
trop forte, le thermomètre n'étant qu'à 55 degrés,
parce qu'on avait échauffé très-lentement les fourneaux ; tandis que d'autres fois ces mêmes malades n'ont éprouvé , dans le commencement ,
qu'une chaleur modérée, le thermomètre mar-
quant 64 à 65 degrés, parce qu'on avait chauffé
très-rapidement les fourneaux , et que la chaleur
se communiquait aux thermomètres placés au-
dessus, avant de s'être distribuée dans l'appareil

d'une manière uniforme. 3°. Le dos du malade est appuyé contre un des côtés de l'appareil ; son siège repose sur un banc qui n'est percé que de quelques trous ; les pieds sont placés sur des bancs non troués, tout autant de régions du corps qui ne reçoivent point, ou presque point de fumigations. 4°. Quand un malade, d'un embonpoint un peu considérable, éprouve une syncope, on est obligé de le retirer par le haut de l'appareil, ce qui est très-difficile et exige le secours de deux ou même trois personnes que l'on ne trouve pas toujours à l'instant.

Après avoir exposé les principaux inconvéniens que présente cet appareil fumigatoire, nous laissons aux hommes qui en ont conçu l'idée, le soin d'y apporter les corrections convenables. Nous nous contenterons de faire observer que si l'appareil était circulaire et offrait une porte d'entrée pour chaque malade, il serait infiniment plus commode.

Quant à la température on ne pourra l'obtenir exactement que lorsqu'on placera les thermomètres différemment qu'on l'a fait jusqu'à ce jour, et de manière que le degré de chaleur soit toujours indiqué exactement, quelle que soit la promptitude ou la lenteur avec laquelle on chauffe les fourneaux.

Description de la salle des bains de vapeurs de l'hôpital Saint-Louis.

(*Pl.* IX^c.)

Cette salle présente six marches ou degrés en pierre, au-dessus desquels est un banc de bois ; les malades sont assis ordinairement sur ces degrés plus haut ou plus bas, à leur convevance ; ils peuvent s'appuyer sur des rampes de fer, au nombre de quatre, disposées de haut en bas de l'appareil. Au bas de la salle est un poële enveloppé d'une grille de fer pour empêcher que les malades ne se brûlent. Les vapeurs sortent par des petites ouvertures pratiquées à la partie supérieure de ce poële, et se distribuent dans la salle. Elles sont amenées par un conduit qui part d'un réservoir où l'eau est en ébullition.

Voici la manière dont on administre ces sortes de bains.

Lorsque les malades sont placés sur les marches, l'un deux tire le cordon d'une sonnette ; aussitôt on ouvre le tuyau de communication, et les vapeurs arrivent dans la salle. Lorsqu'il y en a une quantité suffisante, un des malades placés à la partie supérieure, et qui éprouve le plus haut degré de température, d'accord avec ses

camarades , tire de nouveau lo cordon de la sonnette , et aussitôt on suspend l'arrivée de la vapeur. Au bout de deux ou trois minutes, la vapeur étant dissipée en partie, le malade sonne
encore pour la faire arriver une seconde fois, et
on recommence ainsi trois ou quatre fois dans
l'espace de vingt minutes que dure ordinairement
un bain de vapeurs.

Afin de déterminer le degré de température de
la salle , nous fîmes les expériences suivantes le
jeudi 25 octobre 1821.

La salle ayant onze pieds de hauteur, nous
plaçâmes quatre thermomètres à égale distance,
depuis le sol jusqu'à la voûte, et nous eûmes les
résultats suivans :

La température extérieure était à... 9°. au nord.

Les quatre thermomètres marquaient avant
l'expérience

Celui du sol...................... 6°.
Celui entre la deuxième et la troi-
sième marches..................... 13°.
Celui entre la cinquième et la sixième
marches........................... 19°.
Celui de la voûte................. 22°.

On leva la soupape à onze heures et un quart,
et la vapeur se répandit dans la salle pendant deux

minutes. Immédiatement après, les thermomètres marquaient :

Le premier (celui du sol)........ 8°. $\frac{1}{2}$
Le second...................... 35°.
Le troisième.................. on ne put y voir.
Le quatrième.................. 42°.

A onze heures vingt minutes, on leva une seconde fois la soupape, et la chaleur se répandit
dans la salle pendant deux minutes. Immédiatement après, les thermomètres marquaient :

Le premier.................... 11°.
Le second.................... 31°.
Le troisième................. 41°.
Le quatrième................. 44°.

A onze heures vingt-cinq minutes, on répandit une troisième fois la vapeur dans la salle pendant deux minutes. Immédiatement après, les
thermomètres marquaient :

Le premier................... 10°.
Le second.................... 35°.
Le troisième................. 42°.
Le quatrième................. 44°.

A onze heures trente minutes, on leva la soupape une quatrième fois pendant deux minutes,
et immédiatement après, les thermomètres marquaient :

Le premier...................... 10°.
Le second...................... 37°.
Le troisième................... 43°. ½
Le quatrième................... 45°.

A onze heures trente-cinq minutes, une cinquième expérience nous donna les mêmes résultats que la quatrième. C'est pourquoi nous n'en fîmes pas une sixième.

Les quatre degrés de température indiqués dans la planche n°. IX indiquent donc les degrés divers de température que la salle peut offrir, à diverses hauteurs, d'après les propriétés du calorique.

FIN.

TABLE

DES MATIÈRES.

TRAITEMENT.

PREMIÈRE PARTIE.

CHAPITRE PREMIER.

CHAPITRE II.

CHAPITRE III.

CHAPITRE VI.

SECONDE PARTIE.

CHAPITRE PREMIER.

CHAPITRE II.

FIN DE LA TABLE.

Petit Appareil Fumigatoire de l'Hôpital S^t. Louis.

Fig. 1.

Plan extérieur de Côté.

Fig. 11.

Plan extérieur de l'Entrée.

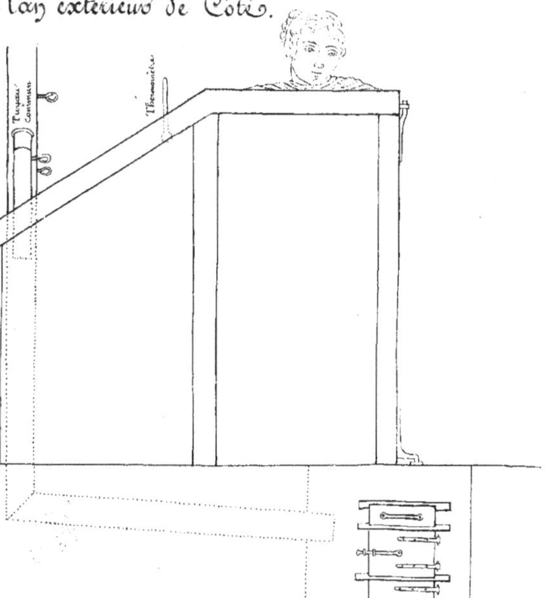

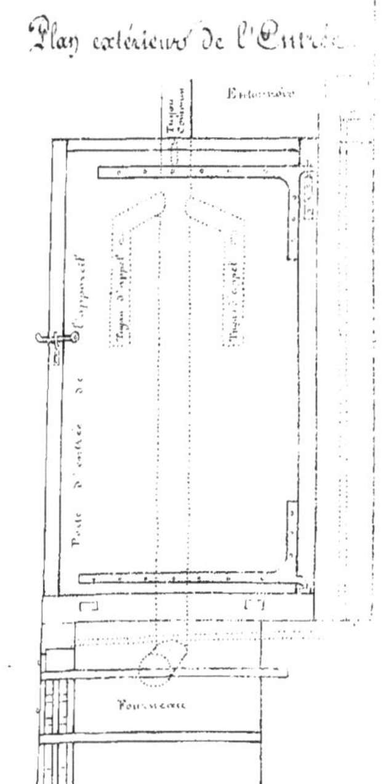

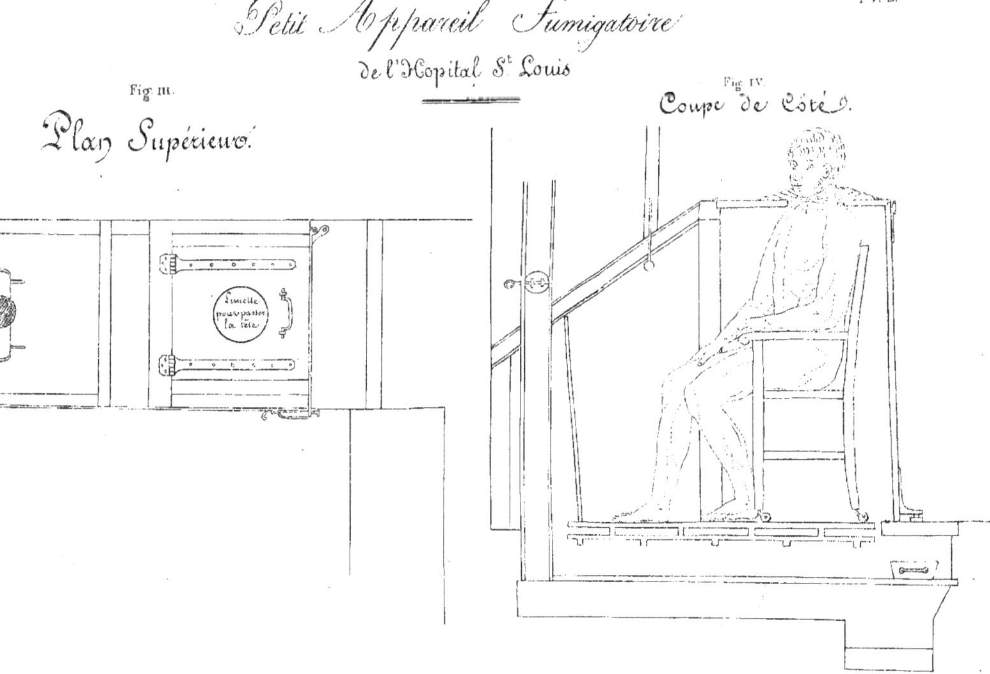

Petit Appareil Fumigatoire
de l'Hopital St Louis
Pl. 2.
Fig. III.
Plan Supérieur.
Fig. IV.
Coupe de Côté.
Lunette pour passer la tête.

Grand Appareil fumigatoire de l'Hôpital St Louis.

Plan extérieur de Face.

Cheminée commune

Tuyau d'appel.

Tuyau d'appel.

Soupapes d'appel.

Soupapes d'appel.

Barre d'appui pour les chassis.

Balustrade des degrés qui conduisent au fourneau ci-dessous.

Fourneau de chaleur.

Fourneau de chaleur.

Marches pour entrer par l'ouverture des chassis.

Sol.

I. Tuyau du fourneau du milieu qui sert à faire chauffer la plaque sur laquelle on jette les matières qui doivent servir aux fumigations.

Ce tuyau passe sous l'appareil et remonte ensuite le long du mur placé à quatre pieds de l'appareil.

Four où se brûlent les différens objets pour former les vapeurs des fumigations.

Porte du fourneau au-dessous du sol qui sert à brûler les objets placés dans le Four.

Pl. 4.
Grand Appareil Fumigatoire
de l'Hôpital St Louis.
Plan extérieur de Côté.
Soupape
d'appel.
Appui pour
les chassis.
Porte d'entrée
de
l'appareil.
Porte d'entrée
de
l'appareil.
Fourneau
estrade placée des deux côtés des
qui conduisent au fourneau d'où se
gent les vapeurs.

Grand Appareil fumigatoire de l'Hôpital St. Louis.

Coupe de Face.

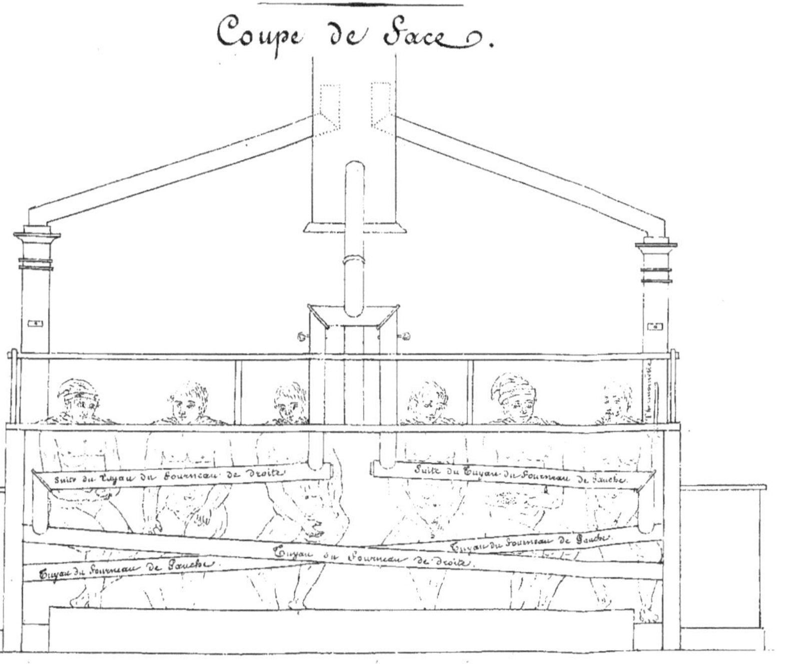

Grand Appareil fumigatoire de l'Hôpital St. Louis.

Coupe de Côté.

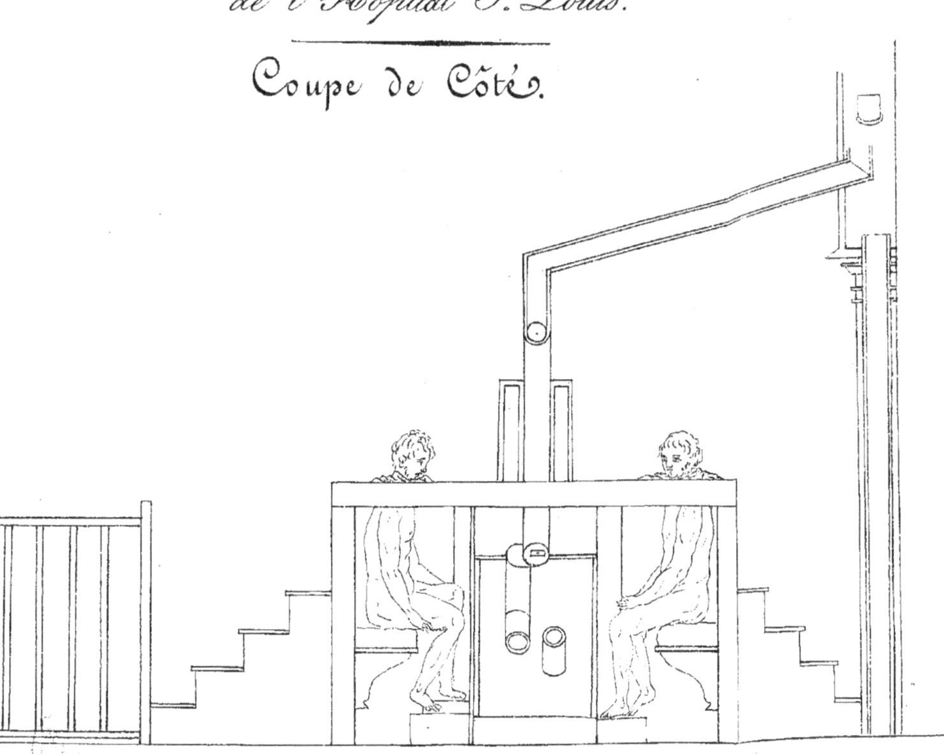

Grand Appareil fumigatoire
de l'Hopital St. Louis.
Plan supérieur extérieur.
Pl. 7.
Chassis.
Lunette pour passer la tête.
Dessus du Fourneau.
Dessus du Fourneau.
Lunette pour passer la tête.
Chassis.

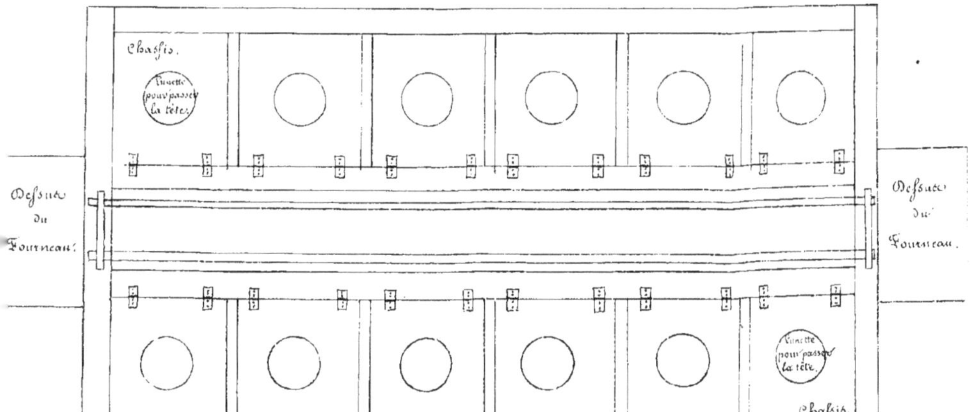

Grand Appareil fumigatoire de l'Hôpital St. Louis.

Plan inférieur Intérieur.

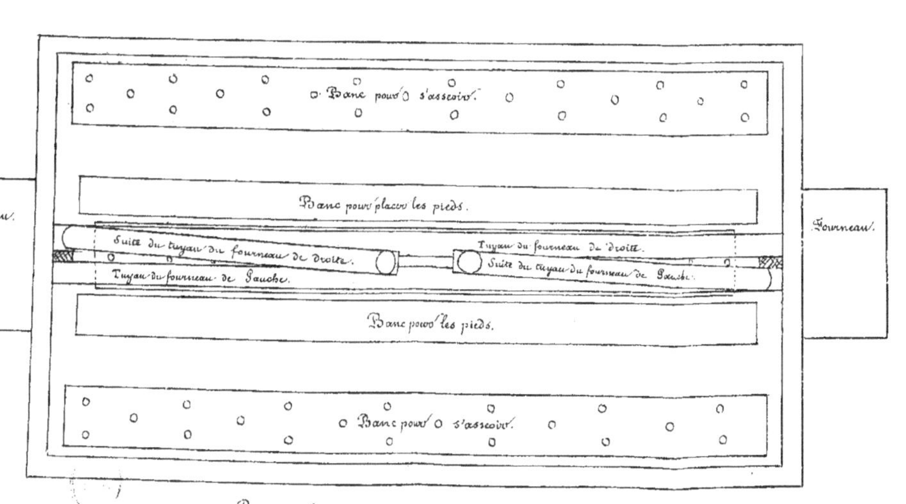

Salle des Bains de Vapeurs de l'Hopital St. Louis.

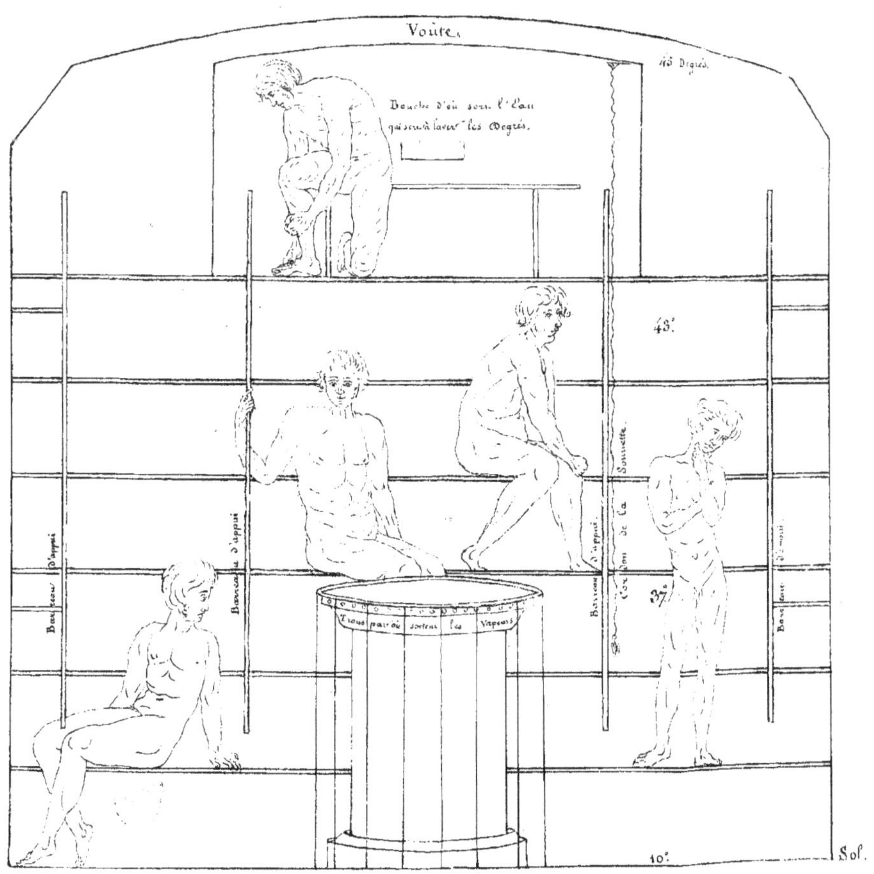

TABLEAU GÉNÉRAL des Malades entrés pour la Gale à l'hôpital Saint-Louis, pendant le cours de l'année 1820.

HOMMES.

PROFESSIONS.	Janv.	Févr.	Mars.	Avril.	Mai.	Juin.	Juillet.	Août.	Sept.	Octob.	Nov.	Déc.	Paren.
Journaliers	13	8	13	13	14	6	13	4	6	7	10	11	111
Tailleurs	14	6	8	3	7	10	6	8	11	6	10	13	101
Cordonniers	8	4	8	2	7	9	9	4	3	10	5	8	77
Domestiques	8	3	4	7	8	4	2	2	3	8	2		46
Gendarmes		1	1	3	4	8	6	1	3	4	2	2	56
Menuisiers	5	1	6		9	3		1	4	1	4	3	35
Serruriers	2	2	5	4	2	4	2	4	2	8	2	3	35
Chapeliers	6	2	2		2	1	1	4	1	2	7	1	31
Tisserands	3	4	2		4		1	2	3		2	2	27
Bijoutiers	3		2	7	3	1	3	1	3		2	1	25
Cochers	5	5	3		1	2	3	2	2	8			23
Tourneurs	4	3	3	1	1	5	3		2	1	2	1	22
Sapeurs-pompiers		3			4	1							22
Ébénistes	5		4	1			4						20
Militaires retraités	5	1	2	3	1		1				1		20
Peintres	2	5		1			5			5	4		20
Marchands ambulans	1	2	5	1	1					1		2	19
Cotonniers			1	3	1	4			5	5	2		19
Marchands de vin	4	5	1	3	1	1	2			1	2	5	18
Maçons		2	1		2	1	1	1	3	1	2	5	16
Gaziers					4	4			1	5			16
Selliers	5	5		1	1		1	1	2	1		3	15
Boulangers	2	2			1		2						13
Terrassiers			6				2						13
Coiffeurs		1		1	5	1	1		1	1			13
Passementiers		1		1	4	2	1		1				13
Bottiers	1	1	2	2	5		1	1				2	11
Charretiers	2	2	1		1		1	3				1	11
Fondeurs		2	1		2		2	3					11
Fondeurs en cuivre	2		3					2					11
Employés retraités	2	1	2	1	3			2	1				10
Porteurs		1	1	1		1	2			5			10
Couvreurs	3	5											8
Écrivains	5									1			8
Pileurs	2												5
Marchands colporteurs	2												5
Ouvriers en schals	1		1										4
Cultivateurs	1				1								4
Cartonniers	1		1				5				1	1	7
Graveurs sur bois	1		2		2								5
Manœuvres	1	1			1								5
Garçons d'écurie													5
Musiciens	1												3
Boutonniers				1									3
Coutisiers		1											3
Bouchers		1		5				1			2		4
Cuisiniers		1	5							1			4
Commissionnaires			1	1									4
Mariniers		1									2	2	5
Directeurs		1											1
Horlogers												1	2
Layetiers						1							5
Chiffonniers											1		4
Relieurs		1		1			1			1			5
Commis-marchands			2		1	1			3	1			9
Clercs de notaire			1										1
Cloutiers			1										4
Vanniers			1										1
Épiciers			1			1	1		1	1			3
Compositeurs			1						1	1			5
Tabletiers				1		1							4
Paveurs									1				2
Coutiliers									1				2
Mécaniciens		1										1	3
Garçons de bain		1											2
Fabricans de soufflets		1											6
Bonnetiers		1				1					2	2	6
Brasseurs			1										2
Marchands de peaux de lapin			1		1								2
Scieurs de long	1	5						1		1			6
Garçons de magasin	1												1
Huissiers retraités	1												1
Brossiers	1				1		1						6
Charrons	1						1			1		2	5
Corroyeurs	1		1				1						5
Plumassiers	1	1											5
Limonadiers	1	3				1	1						9
Charpentiers	1			1	1	2							7
Marchands de sel	1												15
Bourreliers	1							1				1	1
Joailliers	1												2
Tapissiers	1											1	2
Cerreurs	1						1						8
Polisseurs	1		1		2		1						6
Armuriers	1												1
Jardiniers	1			1	1								5
Fourreurs	1												3
Curriers	1			1						2			4
Tailleurs en cristaux		1											2
Tanneurs		1											2
Ramoneurs		1						1					6
Maréchaux						2							6
Imprimeurs		1		3	4	2		1		4	5		24
Tonneliers			1			1		1		1			5
Teinturiers		1											8
Cordiers				1		5		1	2				8
Paveurs			1					1				2	4
Drapiers			1					1				2	3
Sculpteurs			1										2
Colporteurs								1					1
Pâtissiers				1									5
Garçons de cuisine				1		3							6
Carreleurs				1									3
Porteurs d'eau				1	2						1		2
Plaqueurs				2									4
Artistes				2									1
Chaudronniers				1	1								1
Plieurs de soc				1									1
Dessinateurs				1					1				5
Infirmiers				1		1			1				5
Vernisseurs					1	1	1		1				5
Papetiers					1	1	2						5
Doreurs							1		1		1		5
Ciseleurs						1		1	1	1			6
Marchands d'eau-de-vie						1							1
Joueurs d'orgue						1							1
Vignerons						1							1
Fabricans de bas						1		1					2
Taillandiers						1							1
Garçons traiteurs						1							1
Fabricans d'hygromètres						1							1
Lampistes							1						1
Marchands d'allumettes							1						1
Praticiens							1						1
Fabricans de peignes							1			1			2
Marchands de parapluies							1	1	1				5
Chocolatiers							1						1
Gantiers							1						1
Fermiers							1				1		2
Maîtres de langues							1						1
Courriers								1					1
Forgerons							1		1				2
Ouvriers en tabac							1						1
Fruitiers							1						1
Chargeurs							1						1
Marchands de volaille							1						1
Marchands de cannes							1						1
Garçons de chantier								1					1
Ouvriers en glaces								1					1
Couverturiers								1					1
Garde-bateau								1	1				2
Marchands de chevaux								1		1			2
Emballeurs								1					1
Instituteurs								1					1
Mégissiers								1					1
Valets de chambre									1				1
Ouvriers en cylindre									1				1
Étudians									1				1
Chandeliers									1				16
Il y eut en outre, enfans	1	5	1	5		1	1	1	1	4			16
Personnes sans état	1		5	1	1	1		1	5		1		13
	138	109	119	95	128	101	104	69	95	89	94	95	1234

FEMMES.

PROFESSIONS.	Janv.	Févr.	Mars.	Avril.	Mai.	Juin.	Juillet.	Août.	Sept.	Octob.	Nov.	Déc.	Par.
Couturières	15	14	8	18	11	17	16	18	12	9	6	10	161
Domestiques	6	5	4	7	6	8	4	9	1	10	9	5	
Marchandes des quatre saisons	11	2	2	4	15	5	5	2	5	1	9	2	77
Blanchisseuses	5	1	4	4	8	4	2	4	5	2	4	6	46
Lingères	2	6	5	7	5	4		3		4	4	1	56
Journalières	5	5	2		4	7	5	1		2	2	1	35
Brodeuses	5	1	1	2	1	7	5	5	6	1	2		35
Cotonnières	1		5	5		1	2	3		1	5		31
Passementières	2	1				2		2		1			27
Culottières	1		2				5	1	1				25
Gazières		1	1		1	2	5		1			2	25
Cuisinières		2	1	1	1	2							22
Fleuristes		2	1		1	2	1					2	22
Cartonnières				2	5			1		1			20
Découpeuses de schals	2			1	1		1				2		20
Chapelières	1	1	1				1		1		1	2	20
Marchandes du marée			1								1	1	19
Chamarreuses				1			1				1	1	19
Tresseuses			1			1							18
Gaîtières		1				2					1		16
Repasseuses	1	2								1			15
Dentellières	2		1		1				1		1		15
Fileuses		1				1		1					13
Ravaudeuses					1						1	1	13
Brunisseuses						1		1	1				13
Relieuses						1		2					13
Dévideuses											1	1	11
Ouvrières en casquettes									1		1		11
Ouvrières en paille								2					11
Marchandes de biscuits					1				1				11
Marchandes ambulantes					2								10
Épicières				2									10
Polisseuses			1						1				8
Doreuses			1		1								5
Jardinières		1	1										5
Cardeuses de matelas		2											5
Coloristes	1												5
Bijoutières	1												4
Mécaniciennes	1												7
Filles de boutique		1	1										4
Joaillières			1										2
Bouclières						1							2
Herboristes						1							1
Éjarreuses						1							5
Ouvrières en portefeuilles						1							1
Femmes de chambre						1							4
Vergettières						1							2
Fabricantes de jouets						1							5
Yeonnières						1							5
Mangères						1							1
Limonadières							1						5
Chanteuses							1						3
Infirmières								1					5
Marchandes d'habits								1					5
Marchandes de beurre									1				9
Porteuses à la halle									1				2
Femmes de confiance											1		2
Pensionnées											1		1
Il y eut en outre enfans			5		1	5	2			1		2	4
Personnes sans état	5		1	1		5	5	2	2	4	1		5
	39	49	51	55	60	70	58	55	56	44	51	45	6..